外食・コンビニ・惣菜のカロリーガイド

[監修] 女子栄養大学学長　香川明夫
[料理&データ作成] カロニック・ダイエット・スタジオ　管理栄養士　竹内冨貴子

本書では外食やファストフード、市販の惣菜やコンビニ弁当、菓子などに注目して、栄養成分値を収載しました。
バランスのよい食事をおいしく楽しみ、健康な生活を送るために毎日の食事や外食の際のメニュー選びにお役立てください。

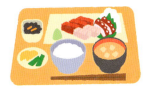

女子栄養大学出版部

目次
外食・コンビニ・惣菜のカロリーガイド

この本の使い方…………………………………4
この本の見方……………………………………5
データの算出方法とその表示について…………6
なにをどれだけ食べたらいいの？………………8
カリウムをじょうずにコントロールしましょう………12

外食編……13

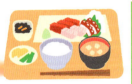

外食を賢く楽しむ 食べ方ガイド…14

和風定食……………………………20
カツ・フライ………………………22
コロッケ……………………………24
そば…………………………………26
うどん………………………………27
すし…………………………………28
居酒屋おつまみ……………………30
丼物…………………………………32
ライスプレート……………………33
洋風定食……………………………34
ハンバーグ・ステーキなど………36
カレー・ハヤシライス……………38
パスタ………………………………40
中国風定食…………………………42
中国料理……………………………44
中華めん……………………………46
焼き肉・韓国料理…………………48
エスニック料理……………………50
イートイン…………………………51
ファストフード
　（ハンバーガーなど）…………52
　（サイドメニュー）……………54
カフェ………………………………55
喫茶…………………………………56
甘味…………………………………58

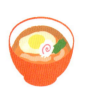
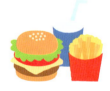

コンビニ・惣菜編……59

コンビニ弁当を賢く楽しむ 食べ方ガイド…60

惣菜・デリ
　（主菜）…………………………62
　（副菜）…………………………64

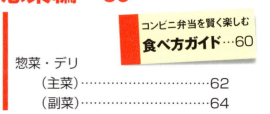

デリバリーピザ……………66
宅配弁当………………67
コンビニ・スーパー
　（弁当・丼）………………68
　（めん・パスタ）……………70
　（おにぎり・すし）…………72
　（野菜のおかず）……………73
　（おかず・ホットデリカ）…74
　（おでん）……………76
　（惣菜パン・サンドイッチ）…78
　（菓子パン）……………80
　（常温菓子）……………81
　（チルドデザート）………82

市販食品編……83

おかず
　（冷凍食品）……………84
　（ごはんにかけるもの）……86
　（パスタソース）……………86
汁物………………87
主食
　（おかゆ・パック入りごはん）87
　（カップめん）……………88
　（袋めん）……………89
　（冷凍食品）……………90
飲料
　（ビール）……………92
　（発泡酒）……………92
　（新ジャンル）……………92
　（サワー類）……………92
　（ノンアルコールビール）……93
　（コーヒー）……………94
　（ココア）……………95
　（紅茶）……………95
　（ソフトドリンク）……………96
　（乳飲料・その他飲料）……97
アイスクリーム
　（カップ）……………98
　（カップ以外）……………99
　（マルチパック）……………100
ヨーグルト・デザート……101
チョコレート菓子……102
ビスケット・クッキー・パイ…104
スナック菓子・クラッカー……106
せんべい・あられ……108
キャンディ・キャラメル・グミ…110
バランス栄養食品……111

column

冷凍食品の揚げ物を
　調理するとき……85
アルコール飲料の
　分類と表示……93
コーヒーや
　紅茶の表示……95

料理の種類から選べる索引
………………112

この本の使い方

掲載されているデータは一つの目安です。
料理の種類や使われている材料から、エネルギーや栄養価の特徴をつかんで料理選びの参考にしてください。

　本書は日常生活でよく食べる料理や食品を約740点集め、〈外食編〉〈コンビニ・惣菜編〉〈市販食品編〉に分類して、その栄養価の情報を写真とともに見やすく表示しました。

　〈外食編〉は特定店舗のものではなく、一般的な量、調理法によるモデルの料理を作成したり、市販の料理を選んで計量し、栄養価を算出しました。ただし、ファストフードについては、メーカーから可能な限り商品のデータ提供をお願いし、その情報を基に記載しました。〈コンビニ・惣菜編〉は人気のある商品を選んで撮影、計量し、商品に栄養価が記載されているものはその値に合うように調整してデータを作成しました。〈市販食品編〉はメーカーから可能な限り商品のデータ提供をお願いし、その情報を基に記載しました。エネルギー量点数は計量した値を基に算出しました。

食事制限のあるかたやダイエットにおすすめ

　生活習慣病や腎臓病など食事制限の必要な場合や、ダイエットしたい場合など、毎日の食事管理をしたいかたには特におすすめです。料理の写真と栄養成分データを確認しながら選ぶことができるので、たいへん便利です。

　各料理のデータは5ページの説明にもあるとおり、エネルギーとたんぱく質、脂質、炭水化物、食塩相当量（塩分）、カリウム、コレステロール、食物繊維、添加糖分（糖分）の栄養成分データと、女子栄養大学が提唱する食事法「四群点数法」に基づくエネルギー量点数（1点＝80kcal）を掲載しています。

「四群点数法」を活用して栄養のバランスをチェック

　「四群点数法」は食品を栄養学的な特徴から4つの食品群に分け、それぞれの群の食品を基本の点数に基づいて選んで食べるようにすれば栄養のバランスがととのう食事法です。本書には各群のエネルギー量点数も掲載してありますので、めんどうな栄養計算をしなくても簡単に栄養管理ができます。詳しい活用法は8～11ページをご覧ください。

この本の見方

データの見方

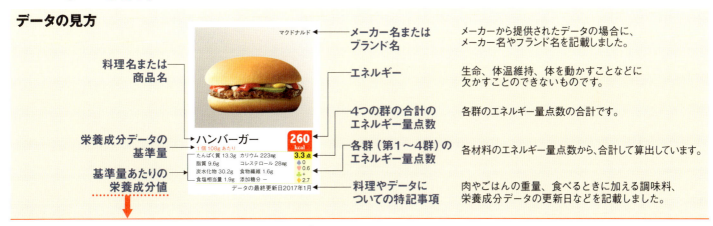

- メーカー名またはブランド名：メーカーから提供されたデータの場合に、メーカー名やブランド名を記載しました。
- 料理名または商品名
- エネルギー：生命、体温維持、体を動かすことなどに欠かすことのできないものです。
- 栄養成分データの基準量
- 4つの群の合計のエネルギー量点数：各群のエネルギー量点数の合計です。
- 基準量あたりの栄養成分値
- 各群（第1〜4群）のエネルギー量点数：各材料のエネルギー量点数から、合計して算出しています。
- 料理やデータについての特記事項：肉やごはんの重量、食べるときに加える調味料、栄養成分データの更新日などを記載しました。

たんぱく質
筋肉や血液などを作るたいせつな栄養素です。第1群、第2群、第4群の穀類が供給源です。

脂質
1gが9kcalと、エネルギーが高い栄養素です。摂取エネルギーに占める割合を20〜25％にするのが理想的です。

炭水化物
エネルギー源として、速やかに利用できる栄養素です。主食となる穀類や、くだもの、芋、菓子などに多く含まれています。〈市販食品編〉の一部で、メーカーからの提供データが炭水化物ではなく「糖質」のものがあります。糖質は炭水化物に含まれるもので、エネルギー源となります。

食塩相当量（塩分）
塩やしょうゆなどの調味料からのものと、食品自体が持つ食塩相当量の合計です。1日の摂取目標量は、成人男性で8.0g未満、成人女性で7.0g未満です。

カリウム
ミネラル（無機質）の一種。体の細胞の中にあり、細胞が正常に働けるように環境づくりをしています（詳細は12ページ）。

コレステロール
体の組織を作るために用いられる成分で、卵や魚、肉など動物性食品に多く含まれます。

食物繊維
豆類や野菜、海藻など植物性食品に多く含まれ、腸の働きを促進します。1日の目標量は成人男性で20g以上、女性で18g以上です。

添加糖分
砂糖、みりん、ジャムなど調味用に加えた糖分のことです。加工食品などに含まれる糖分は含みません。

エネルギー量点数の「＋」は微量を表わします

〈外食編（ファストフードを除く）〉と〈コンビニ・惣菜編〉では、0.1点に満たない場合に「＋」と表記しました。
〈外食編〉のファストフードと〈市販食品編〉では、数値は明確に算出できないが、材料表示に記載がある場合に「＋」と表記しました。

データの算出方法とその表示について

● 外食編 (20〜58ページ)

◆ファストフード以外 (20〜51、55〜58ページ)

- 栄養成分データおよび点数の算出にあたっては、「日本食品標準成分表2015年版（七訂）」(文部科学省科学技術・学術審議会資源調査分科会）および『七訂 食品80キロカロリーガイドブック』（女子栄養大学出版部）のデータを使用しました。
- 栄養成分データは特に表示のあるもの以外は1人分（1食分）の数値です。特定店舗の商品ではなく、一般的な外食を再現または計量して栄養価を算出しました。
- 揚げ物の衣やいため油、吸油量などについては、『調理のためのベーシックデータ』(女子栄養大学出版部）を基に算出しました。
- 食べるときにつける調味料は、たれやからしなど写真中にあるものはデータに含まれています。ソースやつけじょうゆなど写真に添えられていないものはデータに含まれていません。一般的に使う調味料のデータは、各ページに掲載のコラム欄にまとめました。
- 食塩相当量（塩分）は、平均的な味つけを基に算出しました。めん類や煮物は、スープや煮汁をすべて食べたものとして計算しました。
- 添加糖分は調理のさいに加える砂糖やみりん、ジャムなどからの数値で、一般的な配合を参考にして材料配合がわかる範囲で目安量を算出しました。みりんは重量の1/3、ジャムは重量の1/2〜2/3を糖分として換算してあります。

◆ファストフード (52〜54ページ)

- 人気店のメニューを選び、各メーカーの協力を得て商品写真と栄養成分データを掲載しました。写真と栄養成分データは、2017年1月時点で最終確認したものです。
- 栄養成分データは商品名の下に記載した1個あるいは1パックあたりの数値です。
- 栄養成分データはメーカーから提供されたもので、提供のなかった栄養成分は「−」としました。
- エネルギー量点数の配分は、商品を材料別に計量して第1〜3群の点数を算出し、メーカー提供のエネルギーに合うように、残りのエネルギー分を第4群の点数としました。
- 材料表示にあっても計量できないものについては、エネルギー量点数を「＋」としました。

●コンビニ・惣菜編 (62〜82ページ)

- 人気の商品を選んで購入、撮影し、材料別に計量して配合を推測し、栄養成分データおよびエネルギー量点数の配分を算出しました。
- 栄養成分データは料理名の下に記載した1パックあるいは1食分あたりなどの数値です。
- コロッケやシューマイなど材料を正確に分けられず「日本食品標準成分表2015年版(七訂)」(文部科学省科学技術・学術審議会資源調査分科会)に成分値があるものはその数値を使って栄養成分データを算出し、エネルギー量点数の配分はすべて第4群に入れました。
- 食塩相当量(塩分)については、商品の表示があるものはその数値を参考に、ナトリウム量として表示されている場合はその数値を参考にして換算し、食塩相当量もナトリウムもどちらも記載がないものは、基準になる味つけを基に算出しました。
- 添加糖分は基準となる味つけに使用されると思われる砂糖、みりん、ジャムなどからの数値として算出しました。みりんは重量の1/3、ジャムは重量の1/2〜2/3を糖分として換算してあります。

●市販食品編 (84〜111ページ)

- 人気の商品を選び、各メーカーの協力を得て商品写真と栄養成分データを掲載しました。写真と栄養成分データは、2017年1月時点で最終確認したものです。
- 栄養成分データは商品名の下に記載した1個あるいは1袋あたりなどの数値です。
- メーカー提供の栄養データが1個あるいは1袋あたりの場合は、そのまま掲載しました。メーカーからデータ提供がなかった栄養成分は「ー」としました。
- エネルギー量点数の配分にあたっては、商品の材料を可能な限り計量して第1〜3群の点数を算出し、メーカー提供のエネルギーに合うように、残りのエネルギー分を第4群の点数としました。ただし、材料に第1〜3群のものが明らかに含まれていても、主食や嗜好品としての要素が強いものは点数をすべて第4群に配分しました。たとえば、カップめん、果汁のジュース、プリン(卵入り)、フルーツゼリー(くだもの入り)などの点数は第4群に配分しました。
- 食塩相当量(塩分)はメーカーから数値の提供がない場合は、メーカーの許可を得てナトリウム値から換算しました。
- 商品を調理するさいに必要になる揚げ油や焼き油、調味料などの栄養価は含まれていません。

なにをどれだけ食べたらいいの？

毎日食べるべき食品の量と質が簡単につかめ、
健康な食生活を送ることができる食事法、それが「四群点数法」です。
しかも、栄養や食品についてのむずかしい知識は必要としません。
覚えることは以下の4つのことです。

❶ **食品を栄養的な特徴によって4つのグループ（食品群）に分けて**、それぞれを第1群、第2群、第3群、第4群とする。

❷ 食品の重量は**80kcalを1点**とする単位（エネルギー量点数）で表わす。

❸ 1日に食べるべき食品の量を**第1群〜第4群の各食品ごとにエネルギー量点数で示す**。

❹ **1日20点（1600kcal）を基本**とし、年齢・性・活動の程度などで増減する。20点の内訳は、**第1群で3点**（乳・乳製品で2点、卵で1点）、**第2群で3点**（魚介・肉で2点、豆・豆製品で1点）、**第3群で3点**（野菜で1点、芋で1点、果物で1点）、**第4群で11点**（穀類で9点、油脂で1.5点、砂糖で0.5点）とする。

以上のことを右のページにまとめました。1日20点の食品の組み合わせはほんの一例にすぎません。決められたエネルギー量点数の範囲内であれば、食品の選び方は自由です。

♠ 第1群

乳・乳製品、卵

日本人に不足しがちな栄養素を含み、
栄養バランスを完全にする食品群。
毎日、欠かさずにとるようにする。

乳・乳製品…2点
卵…1点

♥ 第2群

魚介、肉、豆・豆製品

肉や血を作る良質たんぱく質の食品群。
体のたんぱく質はつねに作りかえられるので、
毎日適量を食べたい。

魚介・肉・その加工品…2点
豆・豆製品…1点

♣ 第3群

野菜、芋、果物

体の調子をよくする食品群。
野菜は、緑黄色野菜120g以上と
淡色野菜(きのこ、海藻、
こんにゃくを含む)の計350gで
1点とする。

野菜…1点
芋…1点
果物…1点

◆ 第4群

穀類、油脂、砂糖、その他

力や体温となる食品群。
この群だけは自分の体重などを
考慮して増減し、
ふさわしい量をとる。

穀類…9点
油脂…1.5点
砂糖…0.5点

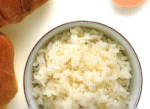

第1群から第4群までの、基本の組み合わせ

4つのグループに分けた食品を
どのように組み合わせて
食べたらいいかを、
実際に見てみましょう。

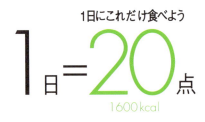

1日にこれだけ食べよう

1日 = 20点
1600kcal

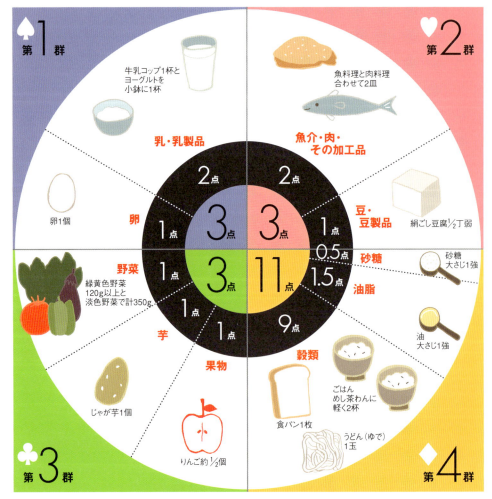

3、3、3、11は基本パターン

基本パターンは、第1群で3点、第2群で3点、第3群で3点、第4群で11点の合計20点（1600kcal）です。
3、3、3、11（サン、サン、サン、ジュウイチ）が基本、と覚えましょう。
各群の点数配分と食品の目安量は、左の図をごらんください。

点数は、個人の必要量に応じて調整する

1日に必要なエネルギー量は、個人で異なります。
しかし、ほとんどの人で1日20点（1600kcal）は最低限必要となるエネルギー量です。
それを3、3、3、11の基本パターンで摂取すると、たんぱく質、ミネラル、ビタミン類のほとんどが
必要量を満たすことができます。
ただ、成長期の人、体の大きな人、運動量の多い人などは3、3、3、11の基本パターンを摂取したうえで、
各個人の必要量に合わせて点数を増やすことができます。

野菜は1点＝350g

3、3、3、11の中で、第3群の野菜はエネルギーが低いものが多く、
ある1種類の野菜で1点をとろうとすると大量に食べなくてはいけません。
また、野菜は何種類かを少量ずつ組み合わせて食べることが多いので、便宜的に「350g＝1点」としています。
350gの内訳は、「緑黄色野菜120g以上＋淡色野菜」です。きのこと海藻は淡色野菜に含まれ、
摂取量は合わせて30〜40gを目指します。

※油脂と砂糖以外の調味料や嗜好品は基本の点数「1日20点の組み合わせ」には含まれませんが、エネルギー源となるため第4群に分類されます。

カリウムをじょうずにコントロールしましょう

カリウムとは

　カリウムは体内に体重の約0.2%存在します。その多くが細胞の中にあり、細胞外にあるナトリウムとともに、細胞の浸透圧を維持しています。また、細胞が正常に働けるように環境づくりをしています。野菜、くだもの、芋、海藻などに多く含まれます。水溶性なので健康ならばとりすぎの心配はありません。

カリウムを積極的にとりたい人

　カリウムにはナトリウムが腎臓で再吸収されるのを抑制し、尿への排泄を促す働きがあります。つまり、減塩を助ける効果が期待できます。高血圧や心疾患の予防・改善のためには、減塩を心がけたうえで、積極的にカリウムを摂取することがおすすめです。成人男性で1日2500mg、女性では2000mgが摂取基準として決められています。野菜、芋、海藻などをうす味で調理し、積極的にとりましょう。

とりすぎに注意が必要な人

　カリウムは水溶性ですから健康な人ならば、1回に8000mgぐらいとっても、血清カリウムは1mEq／ℓほどしか上がらず、数時間後には尿にほとんどが出てしまいます。しかし、腎臓の機能が低下していると、尿への排泄能力が低下し、高カリウム血症になりやすいので注意が必要です。普通、血清カリウムは3.6～5.0mEq／ℓですが、7.5mEq／ℓ以上になると、心臓が停止する危険があります。

カリウムは調理損失が大きい栄養素です

　カリウムは水溶性なので、水さらし、ゆで、水煮、蒸しなど、調理による損失が大きいとされています。カリウムの含有量が多い食品について、調理による損失量からカリウムの残存率を『七訂 食品成分表2016』(女子栄養大学出版部)の成分値より算出し、下記のとおり一覧にしました。

カリウムの調理損失が多い食品

食品名	残存率(%)	食品名	残存率(%)
じゃが芋　蒸し	78	なばな(和種)　ゆで	43
じゃが芋　水煮	81	にんじん　根、皮むき　ゆで	77
かぶ　葉　ゆで	51	白菜　ゆで	52
カリフラワー　ゆで	53	ブロッコリー　ゆで	55
キャベツ　ゆで	41	ほうれん草　ゆで	50
ごぼう　ゆで	60	根みつば　ゆで	44
小松菜　ゆで	25	緑豆もやし　ゆで	29
春菊　ゆで	46	モロヘイヤ　ゆで	45
大根　葉　ゆで	36	れんこん　ゆで	50
大根　根　ゆで	79	えのきたけ　ゆで	68
玉ねぎ　水さらし	59	きくらげ　ゆで	37
玉ねぎ　ゆで	65	干ししいたけ　ゆで	60
青梗菜　ゆで	68	ぶなしめじ　ゆで	79
なす　ゆで	82	乾燥わかめ　水戻し	30

資料『七訂 食品成分表2016』(女子栄養大学出版部)

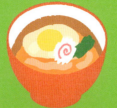
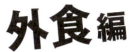

外食編

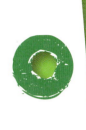
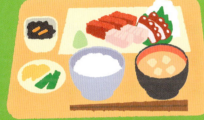
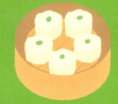

おなじみの人気の外食メニューを集めました。
メニュー選びの参考になるように、
エネルギーの低い順に並べました。
店によって量や味つけに違いがありますので、
エネルギーなどの数値はおよその目安として考えてください。

● エネルギー量点数の「＋」は微量または数値を明確に算出できないが、含まれていると考えられることを表わします。

● ファストフード（52〜54ページ）の商品はメーカーから提供されたデータで、2017年1月時点で最終確認されたものを紹介しています。メーカーの商品企画の改変によって、その後内容が変更になったり、終売になっている場合があります。メーカーから提供のなかった栄養成分の数値は、「−」としました。

料理作成
竹内冨貴子　カロニック・ダイエット・スタジオ　管理栄養士
（20〜21、26〜35、40〜51、56〜58ページ）

今井久美子　料理研究家　栄養士
（22〜25、36〜39ページ）

外食を賢く楽しむ 食べ方ガイド

ダイエット中でも、メタボ対策が必要でも、外食は楽しみたいもの。満足感を得ながら、エネルギーや塩分を賢くコントロールする方法を紹介します。

ロースカツ
509 kcal　塩分 0.9 g

ジューシーな肉にカリカリの衣、食欲をそそる一品。単品で500kcalを超えています。エネルギーを調整して栄養のバランスを整えましょう。

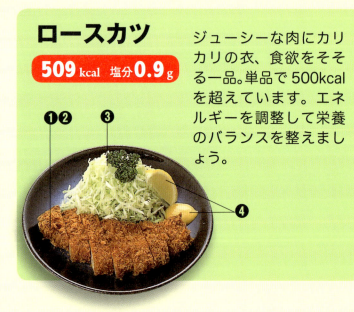

エネルギーを下げる方法

衣を残して炭水化物を控える
…血糖値が高めの人、中性脂肪が高めの人は、小麦粉と油を含んだ衣を控えます。
- カツの衣を1/3残す ➡ − 82 kcal
- カツの衣を1/2残す ➡ − 124 kcal

衣と肉の脂身を控える
…衣といっしょに、動物性脂肪の脂身も控えます。
- 脂身を衣つきのまま残す ➡ − 97 kcal *
  *脂身 15g 70kcal ＋脂身につく衣 27kcal
- 脂身を衣つきのまま残し、さらに肉の部分の衣を1/3残す ➡ − 179 kcal

塩分をおさえる方法

ソースやしょうゆをできるだけかけないようにする
…ソースやしょうゆ以外のもので味つけします。
- 豚カツにからしをつけたり、レモンを搾り、ソースの量を減らす ➡ ソース小さじ1にすれば塩分 0.3g
- つけ合わせのキャベツにレモンを搾り、塩とこしょうを各少量ふり、サラダ仕立てにする。

※ソースは豚カツとキャベツ両方にかけるなら、合わせて大さじ1くらい（塩分1.0 g）までにする。

番号	材料名（料理名）	エネルギー	塩分	たんぱく質
❶	豚カツ・肉 90 g	237 kcal	0.6 g	17.4 g
❷	豚カツ・衣 45 g	246 kcal	0.2 g	3.5 g
❸	つけ合わせ（キャベツ、パセリ）75g	18 kcal	0 g	1.1 g
❹	レモン1/8個、からし	8 kcal	0.1 g	0.1 g
	合計	509 kcal	0.9 g	22.1 g

天ぷら定食

772 kcal　塩分 5.9 g

揚げ物は高エネルギーですが、天ぷらは揚げる素材が低エネルギーでタウリン豊富な魚介類などが主体なので、食べ方をくふうして楽しみましょう。

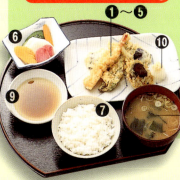

❶〜❺

エネルギーを下げる方法

ごはんを減らしたり、天ぷらの素材を選ぶ
　…天ぷらを楽しみながら定食のエネルギーを下げるには、ごはんを減らしたり、油を吸いやすい素材の天ぷらを避けます。
- ごはんを½残す ➡ − 168 kcal
- 油をよく吸うなすとしいたけの天ぷらを残す ➡ − 116 kcal
- エビの衣を残す（衣を残すなら油を吸いにくい素材の天ぷらを選ぶ）➡ − 73 kcal

塩分を下げる方法

天ぷらを塩で食べる
　…天つゆに浸すよりも、少量の塩をつけて食べるほうが低塩です。
- 天つゆをやめて塩にする ➡ 塩分 − 0.7 g

汁物は具のみ食べ、汁を控える
　…塩分の⅓以上を占める汁を控えます。
- みそ汁の汁を残す ➡ 塩分 − 約 2.0 g（カリウムは−161㎎）

高塩分の漬物を控える
- たくあんや甘味のある漬物を残し、浅漬けとぬか漬けだけ食べる。
  ➡ 塩分 − 1.2 g（カリウムは−137㎎）

番号	材料名（料理名）	エネルギー	塩分	たんぱく質
❶	エビ天ぷら1本分	92 kcal	0.1 g	5.0 g
❷	しいたけの天ぷら1枚分	39 kcal	0 g	0.6 g
❸	キスの天ぷら1尾分	90 kcal	0.1 g	4.5 g
❹	なすの天ぷら¼本分	77 kcal	0 g	0.9 g
❺	れんこんの天ぷら1枚分	44 kcal	0 g	0.5 g
❻	漬物盛り合わせ 60 g	17 kcal	1.8 g	0.8 g
❼	ごはん 200 g	336 kcal	0 g	5.0 g
❽	わかめとねぎのみそ汁	33 kcal	2.1 g	2.6 g
❾	天つゆ	38 kcal	1.8 g	1.1 g
❿	薬味（大根おろし・おろししょうが）	6 kcal	0 g	0.1 g
	合計	772 kcal	5.9 g	21.1 g

しょうが焼き定食

823kcal　塩分5.7g

豚肉はビタミンB₁が豊富で疲労回復にも役立つので、積極的に食べたい食材です。しかし、しょうが焼きは高エネルギーで味つけが濃いものが多い。食べ方をくふうしましょう。

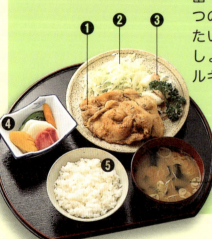

エネルギーを下げる方法

ごはんを減らす
…血糖値が高めの人、中性脂肪が高めの人は、血糖値や中性脂肪を上げる炭水化物を減らします。
- ごはんを⅓残す ➡ －112kcal
- ごはんを½残す ➡ －168kcal

動物性脂肪を控える
…生活習慣病予防は必要だが、ごはんはできるだけ食べたい人は、高エネルギーの脂身部分を控えます。
- 豚肉の脂身を残す ➡ －約50～60kcal
- 豚肉を1枚残す ➡ －116kcal

マヨネーズ味など油を使ったおかずを控える
- ポテトサラダを残す ➡ －81kcal

塩分を下げる方法

汁物は具のみ食べ、汁を控える
…塩分の⅓以上を占める汁を控えます。
- みそ汁の汁を残す ➡ 塩分－約2.0g（カリウムは－161mg）

高塩分の漬物を控える
- たくあんや甘味のある漬物を残し、浅漬けとぬか漬けだけ食べる ➡ 塩分－1.2g（カリウムは－137mg）

つけ合わせにかける調味料を控える
…つけ合わせのキャベツにはソースやしょうゆをかけずに、しょうが焼きやポテトサラダといっしょに食べます。

番号	材料名（料理名）	エネルギー	塩分	たんぱく質
①	しょうが焼き（肉3～4枚）	347kcal	1.4g	20.0g
②	つけ合わせ（キャベツ、パセリ）40g	9kcal	0g	0.5g
③	つけ合わせ（ポテトサラダ）50g	81kcal	0.4g	0.8g
④	漬物盛り合わせ60g	17kcal	1.8g	0.8g
⑤	ごはん200g	336kcal	0g	5.0g
⑥	わかめとねぎのみそ汁	33kcal	2.1g	2.6g
	合計	823kcal	5.7g	29.7g

カツカレー

956 kcal　塩分 **3.3** g

カレーは豚カツにかけるソース代わりのようなもので、カレー自体にはあまり具が入っていないことが多い。エネルギー調整しながらサイドメニューで野菜不足を補いましょう。

外食を賢く楽しむ **食べ方ガイド**

エネルギーを下げる方法

ごはんやカレーソースを減らす
…血糖値が高めの人、中性脂肪が高めの人は、血糖値や中性脂肪を上げる炭水化物を減らします。
- ごはんを½残す ➡ − **210** kcal
- ごはんを½にし、カレーソースを⅓残す ➡ − **280** kcal

動物性脂肪を控える
…生活習慣病予防は必要だが、ごはんはできるだけ食べたい人は、豚カツの脂身や衣を中心に控えます。
- カツを⅓残し、ごはんをおにぎり½個分くらい（50g）減らす ➡ − **193** kcal
- カツの脂身を、衣ごと残し、ごはんをおにぎり1個分くらい（100g）減らす ➡ − **約238〜248** kcal

※カレーに卵を落とすのは、生活習慣病を気にしている人にはコレステロールが気になるため、おすすめしません。

塩分を下げる方法

少しでも塩分を控えたいならば、**カレーソースを減らして調整します**
- カレールウを⅓残す ➡ **塩分 − 0.9 g**

※福神漬けやらっきょうなどの薬味を控えれば塩分はセーブできます。カレーにソースをかけるのは厳禁です。

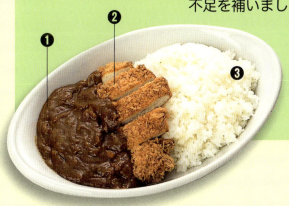

❶ カレーソース
❷ 豚カツ
❸ ごはん

番号	材料名（料理名）	エネルギー	塩分	たんぱく質
❶	カレーソース	209 kcal	2.7 g	1.9 g
❷	豚カツ 90g	327 kcal	0.6 g	15.6 g
❸	ごはん 250g	420 kcal	0 g	6.3 g
	合計	956 kcal	3.3 g	23.8 g

酢豚定食

948 kcal　塩分 6.1 g

材料を油で揚げて甘酢にからめるので高エネルギー高塩分な料理ですが、豚肉のビタミンB_1と酢のクエン酸で、疲労回復に効果的です。また野菜は100g近くとれます。

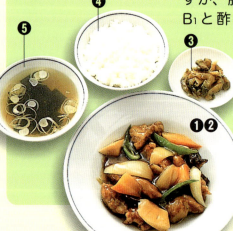

エネルギーを下げる方法

酢豚は食べて、ごはんを減らす
…血糖値が高めの人、中性脂肪が高い人は、血糖値や中性脂肪を上げる炭水化物を減らします。
- ごはんを⅓残す ➡ − 112 kcal
- ごはんを½残す ➡ − 168 kcal

動物性脂肪を控える
…生活習慣病予防は必要だが、ごはんを食べたい人は、脂肪が多く甘酢あんのからんだ豚肉を中心に減らします。
- 豚肉を2つ残し、ごはんを⅓残す ➡ − 212〜228 kcal
- 豚肉を1つ残す ➡ − 50〜58 kcal

甘酢あんをできるだけ残す
- 野菜にからんだ甘酢あんをできるだけ残す
  ➡ ½残すと − 40 kcal

塩分を下げる方法

スープは具のみ食べて、汁を控える
…塩分のほとんどを占める汁を控えます。
- スープの汁を残す ➡ 塩分 − 0.9 g

漬物を控える
- 少量でも高塩分のザーサイを残す ➡ 塩分 − 1.0 g

甘酢あんとあんのからんだ豚肉を控える
- 豚肉を1つ残す ➡ 塩分 − 0.2〜0.3 g
- 野菜にからんだ甘酢あんをできるだけ残す ➡ 塩分 − 1.3 g

番号	材料名（料理名）	エネルギー	塩分	たんぱく質
❶	酢豚・肉 6〜7個	350 kcal	1.7 g	18.1 g
❷	酢豚・野菜など 90g	252 kcal	1.3 g	2.8 g
❸	ザーサイ 15g	3 kcal	2.1 g	0.4 g
❹	ごはん 200g	336 kcal	0 g	5.0 g
❺	スープ（ねぎ、わかめ）	7 kcal	1.0 g	0.3 g
	合計	948 kcal	6.1 g	26.6 g

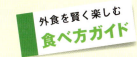
外食を賢く楽しむ
食べ方ガイド

チャーシューメン

550 kcal　塩分 6.7 g

ラーメン店によって具の種類や量はさまざまです。具それぞれの栄養的な特徴を知ったうえで、じょうずにメニュー選びをしましょう。

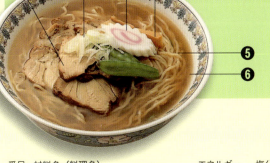

❶ ❷ ❸ ❹ ❺ ❻

番号	材料名（料理名）	エネルギー	塩分	たんぱく質
❶	チャーシュー5枚	86 kcal	1.2 g	9.7 g
❷	メンマ 10g	2 kcal	0.1 g	0.1 g
❸	なると 5g	4 kcal	0.1 g	0.4 g
❹	さやえんどう、ねぎ合わせて13g	4 kcal	0 g	0.3 g
❺	ラーメン（ゆで）235g	350 kcal	0.4 g	11.5 g
❻	スープ 400㎖	104 kcal	4.9 g	6.9 g
	合計	550 kcal	6.7 g	28.9 g

具の選び方、食べ方

❶ チャーシュー
普通サイズ1枚が約10gで15～20kcal（脂身の量による）。脂身はエネルギー調整したい人や脂質異常症が気になる人は避けたい。

❷ メンマ
しなちくをもどして塩抜きし、味つけしたもの。塩抜きした状態で約1％塩分があり、さらに調味しているので高塩分。食物繊維はとれるが適量に。

❸ なると
練り製品で2％塩分を含んでいる。塩分を減らしたい人は避けたい。

煮卵
半熟卵を甘辛く味つけしたもの。良質のたんぱく質がとれるが、塩分制限する人、コレステロールが特に高い人は避けたい。
➡ **1個 80 kcal、塩分 0.5 g**

わかめ
低エネルギーなのでたっぷり食べたいが、1.4％塩分と塩分が高いので、食べる量に注意。
➡ **20gで2 kcal、塩分 0.3 g**

もやし
ビタミンB群や食物繊維がとれる。低エネルギーで塩分0gなので安心。
➡ **50gで8 kcal、塩分 0 g**

コーン
野菜としてはエネルギーが高いが食物繊維は豊富。生と冷凍は塩分0gだが缶詰のものは0.5％塩分を含んでいる。
➡ **30gで25 kcal、塩分 0.2 g**

紅しょうが
食欲増進や胃液の分泌をよくする効果はあるが、7.1％塩分と高塩分なので少量でも要注意。
➡ **5gで1 kcal、塩分 0.4 g**

和風定食

いずれもごはんは普通盛りで計算

ごはんや汁物などのデータ

- ごはん 普通盛り 200g
  336kcal 4.2点
  食塩相当量 0g
- ごはん 少なめ 150g
  252kcal 3.2点
  食塩相当量 0g
- ごはん 大盛り 300g
  504kcal 6.3点
  食塩相当量 0g

- みそ汁 150ml
  33kcal 0.4点
  食塩相当量 2.3g
- 漬物 約60g
  16kcal 0.2点
  食塩相当量 1.9g

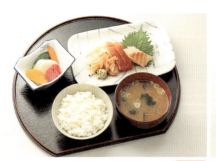

刺し身定食　517kcal　6.5点

- たんぱく質 29.6g
- 脂質 5.0g
- 炭水化物 84.5g
- 食塩相当量 4.4g
- カリウム 923mg
- コレステロール 120mg
- 食物繊維 3.4g
- 添加糖分 0g

♥ 0　♦ 1.6　♣ 0.3　◆ 4.6

※つけじょうゆ含まず（しょうゆのデータは28ページ参照）

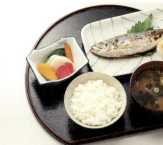

アジの塩焼き定食　519kcal　6.5点

- たんぱく質 28.3g
- 脂質 6.1g
- 炭水化物 83.7g
- 食塩相当量 5.1g
- カリウム 917mg
- コレステロール 68mg
- 食物繊維 3.5g
- 添加糖分 0g

♥ 0　♦ 1.6　♣ 0.3　◆ 4.6

※かけじょうゆ含まず（しょうゆのデータは28ページ参照）

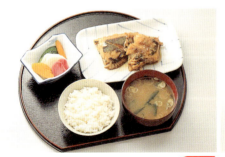

カレイの煮つけ定食　565kcal　7.1点

- たんぱく質 29.0g
- 脂質 7.7g
- 炭水化物 89.3g
- 食塩相当量 5.4g
- カリウム 799mg
- コレステロール 120mg
- 食物繊維 3.0g
- 添加糖分 5.5g

♥ 0　♦ 1.8　♣ 0.2　◆ 5.0

おでん定食　594kcal　7.4点

- たんぱく質 23.2g
- 脂質 10.8g
- 炭水化物 98.6g
- 食塩相当量 7.1g
- カリウム 925mg
- コレステロール 16mg
- 食物繊維 4.9g
- 添加糖分 3.5g

♥ 0　♦ 2.1　♣ 0.4　◆ 4.9

松花堂弁当　647kcal　8.1点

- たんぱく質 30.7g
- 脂質 14.3g
- 炭水化物 94.7g
- 食塩相当量 4.1g
- カリウム 706mg
- コレステロール 205mg
- 食物繊維 4.8g
- 添加糖分 7.2g

♥ 0.8　♦ 2.0　♣ 0.4　◆ 4.8

※つけじょうゆ含まず（しょうゆのデータは28ページ参照）

外食編

和風定食

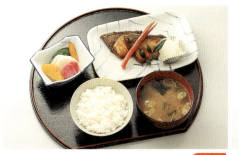

ブリの照り焼き定食　677 kcal

- たんぱく質 30.7g
- 脂質 19.2g
- 炭水化物 88.6g
- 食塩相当量 5.7g
- カリウム 959mg
- コレステロール 72mg
- 食物繊維 3.5g
- 添加糖分 3.0g

8.5 点
♠ 0
♥ 3.2
♣ 0.3
♦ 4.9

※かけじょうゆ含まず（しょうゆのデータは28ページ参照）

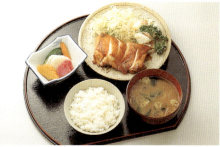

鶏肉の照り焼き定食　748 kcal

- たんぱく質 37.3g
- 脂質 20.8g
- 炭水化物 96.7g
- 食塩相当量 6.1g
- カリウム 1188mg
- コレステロール 103mg
- 食物繊維 4.3g
- 添加糖分 3.8g

9.3 点
♠ 0
♥ 2.3
♣ 0.7
♦ 6.4

※かける調味料含まず

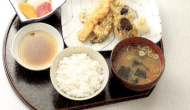

天ぷら定食　772 kcal

- たんぱく質 21.1g
- 脂質 22.6g
- 炭水化物 114.5g
- 食塩相当量 5.9g
- カリウム 922mg
- コレステロール 69mg
- 食物繊維 5.3g
- 添加糖分 4.0g

9.6 点
♠ 0.1
♥ 0.4
♣ 0.5
♦ 8.6

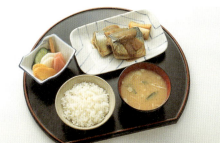

サバのみそ煮定食　781 kcal

- たんぱく質 37.3g
- 脂質 23.8g
- 炭水化物 95.6g
- 食塩相当量 6.5g
- カリウム 1025mg
- コレステロール 80mg
- 食物繊維 4.0g
- 添加糖分 8.0g

9.8 点
♠ 0
♥ 4.0
♣ 0.4
♦ 5.4

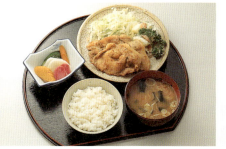

しょうが焼き定食　823 kcal

- たんぱく質 29.7g
- 脂質 32.6g
- 炭水化物 95.8g
- 食塩相当量 5.7g
- カリウム 1072mg
- コレステロール 73mg
- 食物繊維 4.4g
- 添加糖分 3.0g

10.3 点
♠ 0
♥ 3.3
♣ 0.7
♦ 6.3

※かける調味料含まず

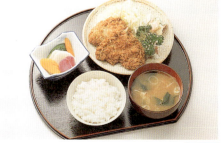

アジフライ定食　900 kcal

- たんぱく質 33.6g
- 脂質 33.8g
- 炭水化物 110.2g
- 食塩相当量 5.4g
- カリウム 1124mg
- コレステロール 110mg
- 食物繊維 5.2g
- 添加糖分 0g

11.3 点
♠ 0.1
♥ 1.6
♣ 0.7
♦ 8.9

※かける調味料含まず

カツ・フライ

かける調味料のデータ

- ウスターソース 大さじ1
  21kcal　0.3点
  食塩相当量 1.5g

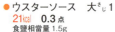

- 中濃ソース 大さじ1
  24kcal　0.3点
  食塩相当量 1.0g

- 豚カツ（特濃）ソース 大さじ1
  24kcal　0.3点
  食塩相当量 1.0g

- タルタルソース 大さじ1
  44kcal　0.6点
  食塩相当量 0.4g

カツ

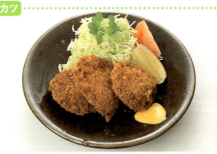

一口カツ（もも） 372kcal　4.6点
たんぱく質 19.6g　カリウム 491mg
脂質 24.7g　コレステロール 82mg
炭水化物 16.3g　食物繊維 2.1g
食塩相当量 0.9g　添加糖分 0g
♠0.1　♥1.7　♣0.3　♦2.5
肉 75g　※かける調味料含まず

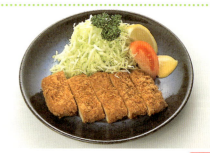

ヒレカツ 394kcal　4.9点
たんぱく質 24.8g　カリウム 667mg
脂質 23.7g　コレステロール 91mg
炭水化物 18.6g　食物繊維 2.5g
食塩相当量 1.0g　添加糖分 0g
♠0.2　♥1.5　♣0.3　♦3.0
肉 90g　※かける調味料含まず

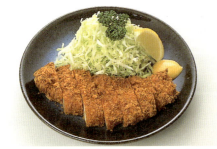

ロースカツ 509kcal　6.4点
たんぱく質 22.1g　カリウム 517mg
脂質 37.7g　コレステロール 93mg
炭水化物 17.6g　食物繊維 2.3g
食塩相当量 0.9g　添加糖分 0g
♠0.2　♥3.0　♣0.2　♦3.0
肉 90g　※かける調味料含まず

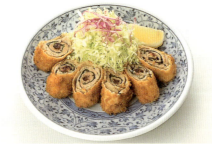

梅しそ巻きカツ 520kcal　6.5点
たんぱく質 30.6g　カリウム 726mg
脂質 32.8g　コレステロール 119mg
炭水化物 23.3g　食物繊維 3.0g
食塩相当量 4.0g　添加糖分 0g
♠0.2　♥1.8　♣0.3　♦4.2
肉 110g　※かける調味料含まず

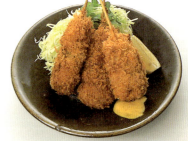

串カツ 548kcal　6.8点
たんぱく質 21.1g　カリウム 494mg
脂質 40.2g　コレステロール 96mg
炭水化物 22.7g　食物繊維 2.6g
食塩相当量 1.2g　添加糖分 0g
♠0.2　♥2.6　♣0.4　♦3.6
肉 80g　※かける調味料含まず

外食編

カツ・フライ

カツ

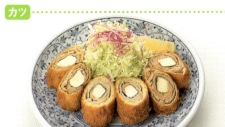

チーズ入りカツ 587 kcal 7.3点
- たんぱく質 35.0g
- 脂質 40.6g
- 炭水化物 17.3g
- 食塩相当量 1.7g
- カリウム 707mg
- コレステロール 143mg
- 食物繊維 2.2g
- 添加糖分 0g
- ♥ 1.3
- ♥ 1.8
- ♣ 0.3
- ♦ 4.0

肉110g ※かける調味料含まず

フライ

カキフライ 278 kcal 3.5点
- たんぱく質 7.9g
- 脂質 18.2g
- 炭水化物 20.5g
- 食塩相当量 1.6g
- カリウム 411mg
- コレステロール 64mg
- 食物繊維 2.2g
- 添加糖分 0g
- ♥ 0.1
- ♥ 0.5
- ♣ 0.5
- ♦ 2.4

※かける調味料含まず

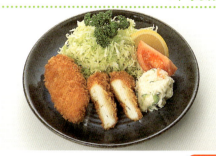

イカフライ 349 kcal 4.4点
- たんぱく質 16.9g
- 脂質 21.8g
- 炭水化物 20.9g
- 食塩相当量 1.4g
- カリウム 569mg
- コレステロール 209mg
- 食物繊維 2.9g
- 添加糖分 0g
- ♥ 0.2
- ♥ 0.7
- ♣ 0.5
- ♦ 3.0

※かける調味料含まず

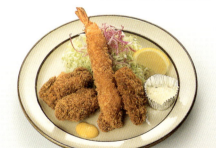

ミックスフライ（エビ、カキ、豚もも肉） 396 kcal 4.9点
- たんぱく質 16.2g
- 脂質 28.4g
- 炭水化物 17.7g
- 食塩相当量 1.6g
- カリウム 404mg
- コレステロール 118mg
- 食物繊維 2.0g
- 添加糖分 0g
- ♥ 0.2
- ♥ 1.1
- ♣ 0.2
- ♦ 3.5

※タルタルソース含む

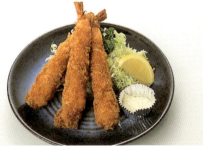

エビフライ 421 kcal 5.3点
- たんぱく質 18.4g
- 脂質 31.5g
- 炭水化物 15.2g
- 食塩相当量 1.4g
- カリウム 406mg
- コレステロール 174mg
- 食物繊維 2.1g
- 添加糖分 0g
- ♥ 0.1
- ♥ 0.8
- ♣ 0.2
- ♦ 4.1

※タルタルソース含む

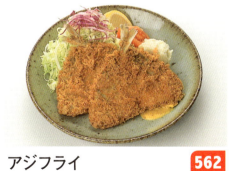

アジフライ 562 kcal 7.0点
- たんぱく質 30.2g
- 脂質 36.1g
- 炭水化物 27.1g
- 食塩相当量 1.6g
- カリウム 811mg
- コレステロール 140mg
- 食物繊維 3.0g
- 添加糖分 0g
- ♥ 0.2
- ♥ 1.9
- ♣ 0.5
- ♦ 4.4

※かける調味料含まず

コロッケ

セットメニューにすると

● ごはん普通盛り 200g
336kcal 4.2点
食塩相当量 0g

● みそ汁 150ml
33kcal 0.4点
食塩相当量 2.3g

● 中濃ソース 大さじ1
24kcal 0.3点
食塩相当量 1.0g

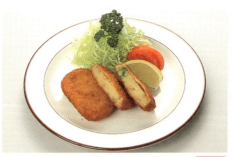

野菜コロッケ　275kcal

たんぱく質 5.8g　カリウム 609mg　3.4点
脂質 12.3g　コレステロール 22mg
炭水化物 35.5g　食物繊維 4.1g
食塩相当量 0.8g　添加糖分 0g
♠ 0.1　♥ 0　♣ 1.2　♦ 2.1
※かける調味料含まず

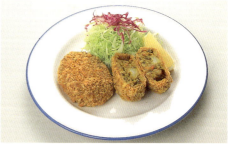

カレー風味コロッケ　346kcal

たんぱく質 11.4g　カリウム 510mg　4.3点
脂質 20.6g　コレステロール 49mg
炭水化物 27.6g　食物繊維 3.0g
食塩相当量 0.9g　添加糖分 0g
♠ 0.1　♥ 1.4　♣ 0.8　♦ 2.1
※かける調味料含まず

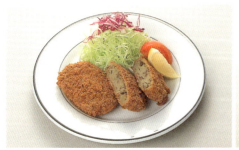

牛肉コロッケ　375kcal

たんぱく質 11.5g　カリウム 651mg　4.7点
脂質 20.9g　コレステロール 48mg
炭水化物 34.3g　食物繊維 3.0g
食塩相当量 0.9g　添加糖分 0g
♠ 0.1　♥ 1.2　♣ 1.1　♦ 2.3
※かける調味料含まず

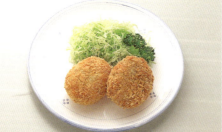

ポテトコロッケ　375kcal

たんぱく質 8.3g　カリウム 600mg　4.7点
脂質 20.1g　コレステロール 37mg
炭水化物 39.5g　食物繊維 3.2g
食塩相当量 0.5g　添加糖分 0g
♠ 0.1　♥ 0.4　♣ 1.2　♦ 3.0
※かける調味料含まず

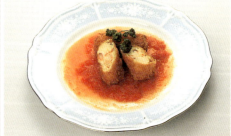

エビクリームコロッケ　376kcal

たんぱく質 10.1g　カリウム 417mg　4.7点
脂質 24.7g　コレステロール 73mg
炭水化物 26.3g　食物繊維 1.8g
食塩相当量 1.2g　添加糖分 0g
♠ 0.8　♥ 0.2　♣ 0.1　♦ 3.6

外食編 コロッケ

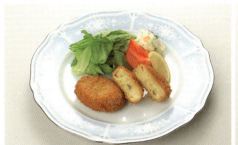

ホタテクリームコロッケ
391 kcal / **4.9 点**

- たんぱく質 12.8g
- 脂質 24.6g
- 炭水化物 28.3g
- 食塩相当量 1.0g
- カリウム 490mg
- コレステロール 72mg
- 食物繊維 1.8g
- 添加糖分 0g

♠ 0.7 ♥ 0.5 ♣ 0.4 ♦ 3.4

※かける調味料含まず

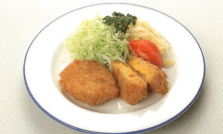

かぼちゃコロッケ
395 kcal / **4.9 点**

- たんぱく質 9.1g
- 脂質 21.7g
- 炭水化物 39.6g
- 食塩相当量 1.1g
- カリウム 456mg
- コレステロール 48mg
- 食物繊維 3.4g
- 添加糖分 0g

♠ 0.8 ♥ 0 ♣ 0.4 ♦ 3.7

※かける調味料含まず

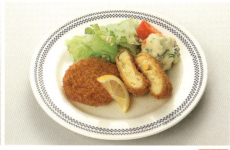

コーンクリームコロッケ
414 kcal / **5.2 点**

- たんぱく質 8.0g
- 脂質 25.6g
- 炭水化物 37.2g
- 食塩相当量 1.0g
- カリウム 439mg
- コレステロール 56mg
- 食物繊維 3.3g
- 添加糖分 0g

♠ 0.7 ♥ 0 ♣ 0.8 ♦ 3.6

※かける調味料含まず

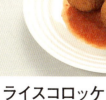

メンチカツ
463 kcal / **5.8 点**

- たんぱく質 17.8g
- 脂質 26.1g
- 炭水化物 36.4g
- 食塩相当量 2.6g
- カリウム 518mg
- コレステロール 108mg
- 食物繊維 3.6g
- 添加糖分 0g

♠ 0.3 ♥ 1.9 ♣ 0.4 ♦ 3.2

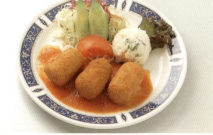

カニクリームコロッケ
602 kcal / **7.5 点**

- たんぱく質 17.5g
- 脂質 38.3g
- 炭水化物 44.9g
- 食塩相当量 2.2g
- カリウム 755mg
- コレステロール 83mg
- 食物繊維 4.0g
- 添加糖分 0g

♠ 0.7 ♥ 0.4 ♣ 0.7 ♦ 5.7

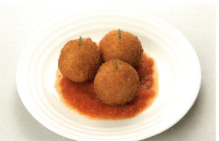

ライスコロッケ
821 kcal / **10.3 点**

- たんぱく質 17.5g
- 脂質 34.9g
- 炭水化物 102.7g
- 食塩相当量 1.9g
- カリウム 346mg
- コレステロール 68mg
- 食物繊維 2.7g
- 添加糖分 0g

♠ 1.3 ♥ 0 ♣ 0.1 ♦ 8.9

そば

いずれもそばは普通盛り、めんつゆは全量分で計算

そばのデータ

● ゆでそば 普通盛り 170g
224kcal
2.8点
食塩相当量 0g

● ゆでそば 大盛り 250g
330kcal
4.1点
食塩相当量 0g

めんつゆのデータ

● めんつゆ全量
300mℓ
98kcal
食塩相当量 4.6g

● めんつゆ半量
150mℓ
49kcal
食塩相当量 2.3g

● そばちょこ 90mℓ
57kcal
食塩相当量 2.7g

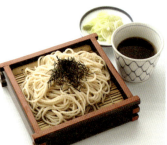

ざるそば　284 kcal
たんぱく質 10.0g　カリウム 185mg
脂質 1.7g　コレステロール 0mg
炭水化物 54.6g　食物繊維 3.7g
食塩相当量 2.7g　添加糖分 6.0g
3.6点
♥ 0
♦ 0
♣ +
◆ 3.5

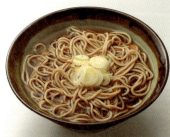

かけそば　325 kcal
たんぱく質 11.4g　カリウム 338mg
脂質 1.7g　コレステロール 0mg
炭水化物 61.3g　食物繊維 3.5g
食塩相当量 4.6g　添加糖分 10.0g
4.1点
♥ 0
♦ 0
♣ +
◆ 4.0

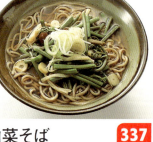

山菜そば　337 kcal
たんぱく質 12.7g　カリウム 416mg
脂質 1.8g　コレステロール 0mg
炭水化物 64.2g　食物繊維 5.8g
食塩相当量 4.6g　添加糖分 10.0g
4.2点
♥ 0
♦ 0.2
♣ +
◆ 4.0

とろろそば　354 kcal
たんぱく質 13.4g　カリウム 494mg
脂質 3.2g　コレステロール 43mg
炭水化物 65.9g　食物繊維 4.4g
食塩相当量 2.7g　添加糖分 6.0g
4.4点
♥ 0.2
♦ 0.7
♣ +
◆ 3.5

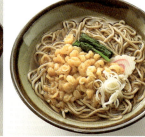

たぬきそば　399 kcal
たんぱく質 12.8g　カリウム 427mg
脂質 7.3g　コレステロール 11mg
炭水化物 65.6g　食物繊維 4.2g
食塩相当量 4.7g　添加糖分 10.0g
5.0点
♥ +
♦ 0.1
♣ 0.1
◆ 4.8

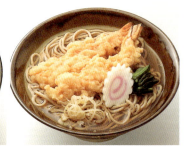

天ぷらそば　564 kcal
たんぱく質 24.7g　カリウム 657mg
脂質 15.1g　コレステロール 97mg
炭水化物 75.8g　食物繊維 4.5g
食塩相当量 4.9g　添加糖分 10.0g
7.0点
♥ 0.7
♦ 0.2
♣ 0.1
◆ 6.3

うどん

外食編

いずれもうどんは普通盛り、めんつゆは全量分で計算

うどんのデータ

● ゆでうどん 普通盛り 225g
236kcal　3.0点
食塩相当量 0.7g

● ゆでうどん 大盛り 340g
357kcal　4.5点
食塩相当量 1.0g

天ぷらのデータ

● エビ天ぷら 2本
232kcal　2.9点
食塩相当量 0.2g

● かき揚げ 1個
296kcal　3.7点
食塩相当量 0.3g

● 天かす 大さじ2
66kcal　0.8点
食塩相当量 微量

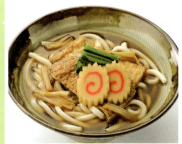

きつねうどん　394 kcal　4.9点

たんぱく質 12.4g　カリウム 403mg
脂質 4.4g　コレステロール 1mg
炭水化物 68.5g　食物繊維 2.6g
食塩相当量 5.8g　添加糖分 11.0g

♥ 0
♦ 0.6
♣ 0.1
◆ 4.3

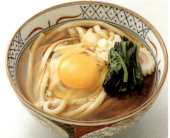

月見うどん　420 kcal　5.2点

たんぱく質 16.0g　カリウム 447mg
脂質 6.2g　コレステロール 211mg
炭水化物 67.1g　食物繊維 2.5g
食塩相当量 5.5g　添加糖分 10.0g

♥ 0.9
♦ 0.1
♣ 0.1
◆ 4.2

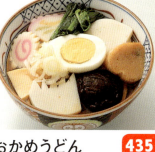

おかめうどん　435 kcal　5.4点

たんぱく質 18.1g　カリウム 516mg
脂質 4.0g　コレステロール 110mg
炭水化物 74.2g　食物繊維 3.3g
食塩相当量 6.6g　添加糖分 11.0g

♥ 0.5
♦ 0.4
♣ 0.1
◆ 4.4

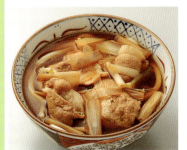

肉南蛮うどん　447 kcal　5.6点

たんぱく質 17.0g　カリウム 455mg
脂質 8.6g　コレステロール 25mg
炭水化物 67.1g　食物繊維 2.3g
食塩相当量 5.3g　添加糖分 10.0g

♥ 0
♦ 1.3
♣ 0.1
◆ 4.2

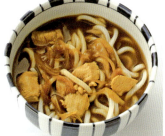

カレーうどん　452 kcal　5.7点

たんぱく質 19.0g　カリウム 532mg
脂質 3.7g　コレステロール 30mg
炭水化物 77.7g　食物繊維 3.4g
食塩相当量 5.3g　添加糖分 10.0g

♥ 0
♦ 0.7
♣ 0.2
◆ 4.7

なべ焼きうどん　498 kcal　6.2点

たんぱく質 23.8g　カリウム 736mg
脂質 7.8g　コレステロール 76mg
炭水化物 75.6g　食物繊維 4.0g
食塩相当量 5.8g　添加糖分 10.0g

♥ +
♦ 1.1
♣ 0.2
◆ 4.9

すし

すし飯のデータ

- ちらしずし 約280g
  493kcal 6.2点 食塩相当量 2.2g

- にぎり 1貫 約20g
  31kcal 0.4点 食塩相当量 0.2g

- 細巻き 1切れ 約15g
  21kcal 0.3点 食塩相当量 0.1g

- 軍艦 1貫 約20g
  31kcal 0.4点 食塩相当量 0.2g

- いなり 1個 約35g
  53kcal 0.7点 食塩相当量 0.5g

つけじょうゆの塩分

- 少なめ 3g 〈小さじ½〉
  食塩相当量 0.5g

- 多め 6g 〈小さじ1〉
  食塩相当量 0.9g

- さらに多め 9g 〈大さじ½〉
  食塩相当量 1.4g

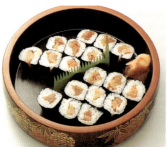

鉄火巻き 459kcal 5.7点
たんぱく質 27.5g　カリウム 448mg
脂質 1.9g　コレステロール 41mg
炭水化物 79.3g　食物繊維 1.9g
食塩相当量 1.9g　添加糖分 2.4g
♠ 0　♥ 1.3　♣ 0.1　♦ 4.4
※つけじょうゆ含まず

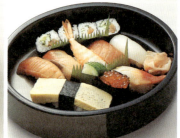

にぎりずし 514kcal 6.4点
たんぱく質 25.3g　カリウム 408mg
脂質 8.1g　コレステロール 192mg
炭水化物 80.6g　食物繊維 1.4g
食塩相当量 2.6g　添加糖分 3.0g
♠ 0.6　♥ 1.4　♣ 0.1　♦ 4.3
※つけじょうゆ含まず

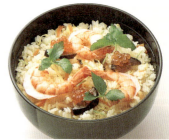

五目ちらし 618kcal 7.7点
たんぱく質 22.9g　カリウム 428mg
脂質 4.8g　コレステロール 175mg
炭水化物 115.3g　食物繊維 2.0g
食塩相当量 3.2g　添加糖分 8.1g
♠ 0.2　♥ 0.9　♣ 0.1　♦ 6.5
※つけじょうゆ含まず

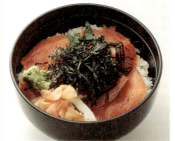

鉄火丼 648kcal 8.1点
たんぱく質 39.1g　カリウム 581mg
脂質 2.6g　コレステロール 60mg
炭水化物 110.2g　食物繊維 1.3g
食塩相当量 2.3g　添加糖分 4.8g
♠ 0　♥ 1.9　♣ 0.1　♦ 6.2
※つけじょうゆ含まず

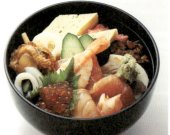

江戸前ちらし 664kcal 8.3点
たんぱく質 25.3g　カリウム 396mg
脂質 8.3g　コレステロール 150mg
炭水化物 116.1g　食物繊維 1.7g
食塩相当量 3.5g　添加糖分 6.3g
♠ 0.4　♥ 1.6　♣ 0.1　♦ 6.2
※つけじょうゆ含まず

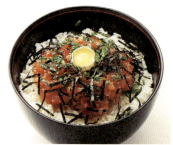

ねぎとろ丼 786kcal 9.8点
たんぱく質 24.3g　カリウム 284mg
脂質 24.1g　コレステロール 88mg
炭水化物 109.5g　食物繊維 1.0g
食塩相当量 2.4g　添加糖分 4.8g
♠ 0.2　♥ 3.4　♣ +　♦ 6.2
※つけじょうゆ含まず

外食編

すし

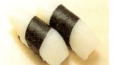
にぎり（イカ2貫） 79 kcal / 1.0点
- たんぱく質 4.6g
- 脂質 0.3g
- 炭水化物 13.9g
- 食塩相当量 0.4g
♠0 ♥0.2 ♣+ ♦0.8

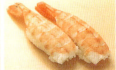
にぎり（エビ2貫） 85 kcal / 1.1点
- たんぱく質 6.0g
- 脂質 0.2g
- 炭水化物 13.7g
- 食塩相当量 0.4g
♠0 ♥0.3 ♣+ ♦0.8

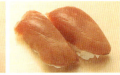
軍艦巻き（ウニ2貫） 87 kcal / 1.1点
- たんぱく質 4.3g
- 脂質 1.1g
- 炭水化物 14.6g
- 食塩相当量 0.4g
♠0 ♥0 ♣+ ♦0.8

にぎり（マグロ赤身2貫） 92 kcal / 1.2点
- たんぱく質 7.2g
- 脂質 0.4g
- 炭水化物 13.7g
- 食塩相当量 0.3g
♠0 ♥0.4 ♣+ ♦0.8

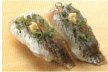

にぎり（アジ2貫） 100 kcal / 1.3点
- たんぱく質 6.8g
- 脂質 1.5g
- 炭水化物 13.8g
- 食塩相当量 0.4g
♠0 ♥0 ♣+ ♦0.8

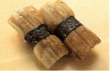
にぎり（アナゴ2貫） 103 kcal / 1.3点
- たんぱく質 4.6g
- 脂質 2.7g
- 炭水化物 14.1g
- 食塩相当量 0.4g
♠0 ♥0.5 ♣+ ♦0.8

にぎり（タイ2貫） 105 kcal / 1.3点
- たんぱく質 5.9g
- 脂質 2.4g
- 炭水化物 13.7g
- 食塩相当量 0.3g
♠0 ♥0.5 ♣+ ♦0.8

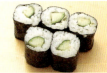
カッパ巻き（細巻き5切れ） 107 kcal / 1.3点
- たんぱく質 2.0g
- 脂質 0.2g
- 炭水化物 23.6g
- 食塩相当量 0.5g
♠0 ♥0 ♣+ ♦1.3

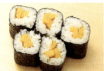
おしんこ巻き（細巻き5切れ） 109 kcal / 1.4点
- たんぱく質 2.1g
- 脂質 0.2g
- 炭水化物 24.0g
- 食塩相当量 0.8g
♠0 ♥0 ♣0.1 ♦1.3

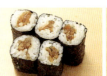
かんぴょう巻き（細巻き5切れ） 120 kcal / 1.5点
- たんぱく質 2.2g
- 脂質 0.2g
- 炭水化物 26.8g
- 食塩相当量 0.9g
♠0 ♥0 ♣0.1 ♦1.4

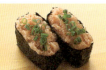
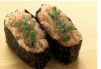
軍艦巻き（ねぎとろ2貫） 132 kcal / 1.7点
- たんぱく質 5.1g
- 脂質 5.6g
- 炭水化物 14.0g
- 食塩相当量 0.3g
♠0 ♥0.9 ♣+ ♦0.8

太巻き（2切れ） 134 kcal / 1.7点
- たんぱく質 3.7g
- 脂質 1.2g
- 炭水化物 26.9g
- 食塩相当量 1.0g
♠0.2 ♥0.1 ♣+ ♦1.4

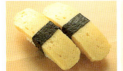
にぎり（卵2貫） 138 kcal / 1.7点
- たんぱく質 6.4g
- 脂質 4.7g
- 炭水化物 17.0g
- 食塩相当量 0.9g
♠0.9 ♥0 ♣+ ♦0.8

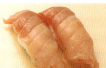
にぎり（マグロとろ2貫） 145 kcal / 1.8点
- たんぱく質 5.7g
- 脂質 6.7g
- 炭水化物 13.7g
- 食塩相当量 0.3g
♠0 ♥1.0 ♣+ ♦0.8

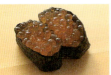
軍艦巻き（イクラ2貫） 145 kcal / 1.8点
- たんぱく質 10.9g
- 脂質 4.8g
- 炭水化物 14.0g
- 食塩相当量 1.0g
♠0 ♥1.0 ♣+ ♦0.7

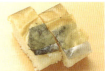

押しずし（バッテラ2貫） 172 kcal / 2.2点
- たんぱく質 5.2g
- 脂質 5.6g
- 炭水化物 23.4g
- 食塩相当量 0.8g
♠0 ♥0.8 ♣+ ♦1.3

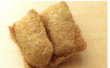
いなりずし（2個） 211 kcal / 2.6点
- たんぱく質 6.6g
- 脂質 7.1g
- 炭水化物 29.0g
- 食塩相当量 1.4g
♠0 ♥1.0 ♣+ ♦1.6

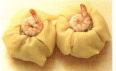

茶巾ずし（2個） 431 kcal / 5.4点
- たんぱく質 15.0g
- 脂質 12.2g
- 炭水化物 61.0g
- 食塩相当量 2.0g
♠1.4 ♥0.1 ♣+ ♦3.8

居酒屋おつまみ

アルコール飲料のデータ

種類	容量	エネルギー	点数
マッコリ	150㎖	63kcal	0.8点
紹興酒	50㎖	64kcal	0.8点
ウイスキーロック	30㎖	69kcal	0.9点
泡盛（25度）	50㎖	72kcal	0.9点
焼酎ロック（25度）	50㎖	73kcal	0.9点
ワイン	100㎖	73kcal	0.9点
梅酒ソーダ	200㎖	78kcal	1.0点
梅酒ロック	50㎖	78kcal	1.0点
カシスソーダ	200㎖	100kcal	1.3点
ウーロンハイ	350㎖	103kcal	1.3点
焼酎ロック（35度）	50㎖	103kcal	1.3点
焼酎お湯割り梅干し入り	200㎖	106kcal	1.3点
生レモンサワー★	350㎖	108kcal	1.4点
ハイボール	350㎖	119kcal	1.5点
ビール（小ジョッキ）	300㎖	121kcal	1.5点
生グレープフルーツサワー★	350㎖	126kcal	1.6点
黒生ビール（小ジョッキ）	300㎖	139kcal	1.7点
ジントニック	200㎖	148kcal	1.9点
ホッピー＋焼酎（35度）	420㎖	164kcal	2.1点
カンパリオレンジ	200㎖	170kcal	2.1点
日本酒	180㎖	196kcal	2.5点

★甘みのない炭酸水で作った場合。甘みがある炭酸水の場合はプラス30〜40kcal。焼酎は35度のものを使用。

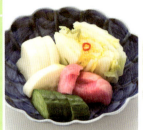

漬物盛り合わせ　24kcal　0.3点
たんぱく質 1.4g　カリウム 424mg
脂質 0.1g　コレステロール 0mg
炭水化物 5.4g　食物繊維 1.8g
食塩相当量 3.4g　添加糖分 0g

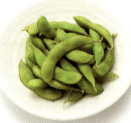

枝豆　47kcal　0.6点
たんぱく質 4.1g　カリウム 207mg
脂質 2.2g　コレステロール 0mg
炭水化物 3.1g　食物繊維 1.8g
食塩相当量 0.5g　添加糖分 0g

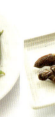

焼きとり（レバー・たれ）　93kcal　1.2点
たんぱく質 13.6g　カリウム 251mg
脂質 2.2g　コレステロール 259mg
炭水化物 3.1g　食物繊維 0g
食塩相当量 0.9g　添加糖分 1.7g

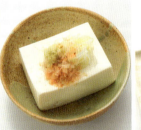

冷ややっこ　116kcal　1.5点
たんぱく質 10.3g　カリウム 324mg
脂質 6.0g　コレステロール 1mg
炭水化物 4.6g　食物繊維 0.8g
食塩相当量 0.1g　添加糖分 0g

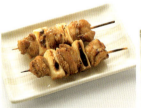

焼きとり（ねぎま・たれ）　116kcal　1.4点
たんぱく質 13.7g　カリウム 288mg
脂質 3.6g　コレステロール 44mg
炭水化物 5.7g　食物繊維 0.8g
食塩相当量 0.9g　添加糖分 2.0g

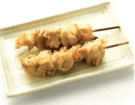

焼きとり（正肉・塩）　131kcal　1.6点
たんぱく質 19.2g　カリウム 307mg
脂質 5.3g　コレステロール 66mg
炭水化物 0.1g　食物繊維 0g
食塩相当量 1.0g　添加糖分 0g

※かけじょうゆ含まず

外食編

居酒屋おつまみ

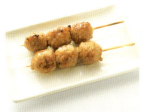

焼きとり（つくね・たれ） 139 kcal
- たんぱく質 10.6g
- 脂質 7.0g
- 炭水化物 5.1g
- 食塩相当量 1.1g
- カリウム 187mg
- コレステロール 82mg
- 食物繊維 0.3g
- 添加糖分 1.7g

1.7点　♥0.2　♣1.2　♠0.1　◆0.3

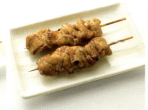

焼きとり（正肉・たれ） 149 kcal
- たんぱく質 19.7g
- 脂質 5.3g
- 炭水化物 3.3g
- 食塩相当量 1.0g
- カリウム 330mg
- コレステロール 66mg
- 食物繊維 0g
- 添加糖分 2.0g

1.9点　♥0　♣1.6　♠0.2　◆0.2

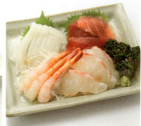

刺し身盛り合わせ 153 kcal
- たんぱく質 25.2g
- 脂質 3.7g
- 炭水化物 3.2g
- 食塩相当量 0.4g
- カリウム 578mg
- コレステロール 145mg
- 食物繊維 0.9g
- 添加糖分 0g

1.9点　♥0　♣1.7　♠0.2

※つけじょうゆ含まず

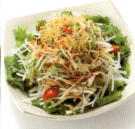

じゃこサラダ 166 kcal
- たんぱく質 10.9g
- 脂質 8.0g
- 炭水化物 13.1g
- 食塩相当量 2.6g
- カリウム 926mg
- コレステロール 78mg
- 食物繊維 4.4g
- 添加糖分 0g

2.1点　♥0.5　♣0.7　♠0.9

※ドレッシング含む

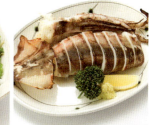

イカ焼き 219 kcal
- たんぱく質 44.9g
- 脂質 2.0g
- 炭水化物 1.4g
- 食塩相当量 2.8g
- カリウム 775mg
- コレステロール 625mg
- 食物繊維 0.1g
- 添加糖分 0g

2.7点　♥0　♣2.6　+　◆0.1

※かけじょうゆ含まず

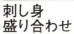

稲庭うどん 298 kcal
- たんぱく質 7.9g
- 脂質 1.0g
- 炭水化物 59.4g
- 食塩相当量 3.7g
- カリウム 163mg
- コレステロール 0mg
- 食物繊維 1.7g
- 添加糖分 4.0g

3.7点　♥0　♣0　♠+　◆3.7

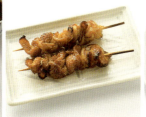

焼きとり（皮・たれ） 375 kcal
- たんぱく質 5.0g
- 脂質 36.1g
- 炭水化物 2.7g
- 食塩相当量 0.8g
- カリウム 43mg
- コレステロール 84mg
- 食物繊維 0g
- 添加糖分 1.7g

4.7点　♥0　♣4.5　♠0　◆0.2

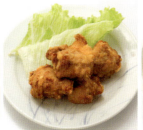

鶏から揚げ 396 kcal
- たんぱく質 24.1g
- 脂質 25.3g
- 炭水化物 12.7g
- 食塩相当量 1.5g
- カリウム 474mg
- コレステロール 125mg
- 食物繊維 0.2g
- 添加糖分 0g

5.0点　♥0　♣3.6　♠0　◆1.4

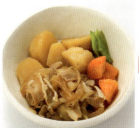

肉じゃが 426 kcal
- たんぱく質 11.9g
- 脂質 21.9g
- 炭水化物 42.7g
- 食塩相当量 2.0g
- カリウム 1070mg
- コレステロール 35mg
- 食物繊維 4.6g
- 添加糖分 6.0g

5.3点　♥0　♣2.5　♠1.8　◆1.0

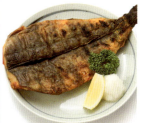

ホッケの干物 465 kcal
- たんぱく質 53.7g
- 脂質 24.5g
- 炭水化物 2.0g
- 食塩相当量 4.6g
- カリウム 1093mg
- コレステロール 224mg
- 食物繊維 0.4g
- 添加糖分 0g

5.8点　♥0　♣5.7　♠0.1　◆0

※かけじょうゆ含まず

丼物

ごはんのデータ

● ごはん丼物 280g
470kcal 5.9点
食塩相当量 0g

組み合わせると

● みそ汁 150ml
33kcal 0.4点
食塩相当量 2.3g

● 漬物 約60g
16kcal 0.2点
食塩相当量 1.9g

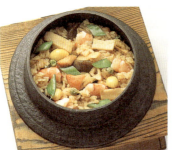

釜飯 — 527 kcal — 6.6点

たんぱく質 22.3g　カリウム 563mg
脂質 4.9g　コレステロール 90mg
炭水化物 92.1g　食物繊維 2.2g
食塩相当量 2.8g　添加糖分 0g

♥ 0
◆ 1.1
♣ 0.2
♠ 5.3

米 110g (392kcal)

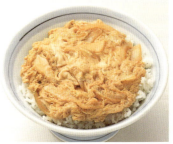

卵丼 — 630 kcal — 7.9点

たんぱく質 17.4g　カリウム 348mg
脂質 6.2g　コレステロール 213mg
炭水化物 120.1g　食物繊維 1.5g
食塩相当量 4.1g　添加糖分 8.0g

♥ 0.9
◆ 0.2
♣ 0.2
♠ 6.6

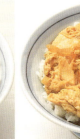

親子丼 — 703 kcal — 8.8点

たんぱく質 28.3g　カリウム 536mg
脂質 9.6g　コレステロール 254mg
炭水化物 118.7g　食物繊維 1.5g
食塩相当量 3.8g　添加糖分 8.0g

♥ 0.9
◆ 1.1
♣ 0.2
♠ 6.6

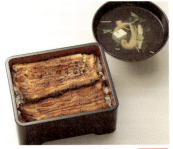

ウナ重 — 754 kcal — 9.4点

たんぱく質 30.0g　カリウム 434mg
脂質 20.5g　コレステロール 250mg
炭水化物 106.3g　食物繊維 0.8g
食塩相当量 3.6g　添加糖分 4.3g

♥ 0
◆ 3.5
♣ +
♠ 5.9

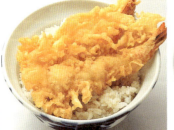

天丼 — 805 kcal — 10.1点

たんぱく質 20.1g　カリウム 383mg
脂質 18.4g　コレステロール 110mg
炭水化物 129.3g　食物繊維 1.3g
食塩相当量 3.0g　添加糖分 6.3g

♥ 0.2
◆ 0.5
♣ 0
♠ 9.4

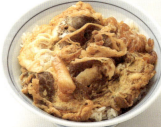

牛丼 — 824 kcal — 10.3点

たんぱく質 26.6g　カリウム 502mg
脂質 24.4g　コレステロール 261mg
炭水化物 115.5g　食物繊維 1.4g
食塩相当量 3.8g　添加糖分 5.0g

♥ 0.9
◆ 2.8
♣ 0.2
♠ 6.4

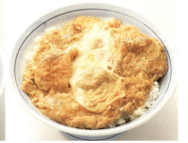

カツ丼 — 893 kcal — 11.2点

たんぱく質 28.8g　カリウム 403mg
脂質 26.2g　コレステロール 260mg
炭水化物 126.4g　食物繊維 1.7g
食塩相当量 4.2g　添加糖分 8.0g

♥ 1.0
◆ 2.0
♣ 0.1
♠ 8.1

ライスプレート

外食編

ごはんのデータ

- ごはんピラフ用 250g
  420kcal 5.3点
  食塩相当量 0g

- ごはんリゾット用 150g
  252kcal 3.2点
  食塩相当量 0g

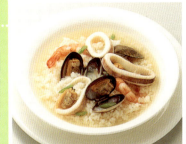

シーフードリゾット 457kcal 5.7点
たんぱく質 18.5g　カリウム 330mg
脂質 14.1g　コレステロール 157mg
炭水化物 57.3g　食物繊維 0.5g
食塩相当量 3.2g　添加糖分 0g
♥ 0　♦ 0.8　♣ +　◆ 4.9

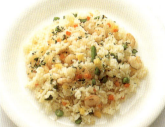

エビピラフ 573kcal 7.2点
たんぱく質 10.7g　カリウム 175mg
脂質 14.0g　コレステロール 64mg
炭水化物 96.2g　食物繊維 1.4g
食塩相当量 2.5g　添加糖分 0g
♥ 0　♦ 0.2　♣ 0.2　◆ 6.8

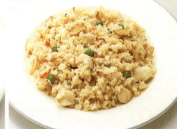

チキンピラフ 618kcal 7.7点
たんぱく質 15.6g　カリウム 261mg
脂質 16.3g　コレステロール 63mg
炭水化物 96.7g　食物繊維 1.5g
食塩相当量 2.5g　添加糖分 0g
♥ 0　♦ 0.7　♣ 0.2　◆ 6.8

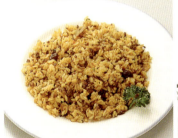

ドライカレー 629kcal 7.9点
たんぱく質 12.2g　カリウム 260mg
脂質 17.4g　コレステロール 20mg
炭水化物 101.0g　食物繊維 2.2g
食塩相当量 2.5g　添加糖分 0g
♥ 0　♦ 1.0　♣ 0.3　◆ 6.6

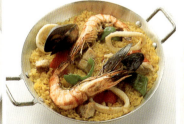

パエリヤ 670kcal 8.4点
たんぱく質 18.7g　カリウム 303mg
脂質 21.1g　コレステロール 91mg
炭水化物 95.5g　食物繊維 1.2g
食塩相当量 2.6g　添加糖分 0g
♥ 1.1　♦ 0.5　♣ 0.2　◆ 7.2

写真は2人分

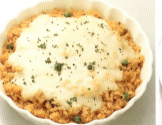

ドリア 795kcal 9.9点
たんぱく質 21.1g　カリウム 588mg
脂質 24.9g　コレステロール 88mg
炭水化物 114.1g　食物繊維 3.1g
食塩相当量 3.4g　添加糖分 0g
♥ 0.8　♦ 0.7　♣ 0.4　◆ 8.0

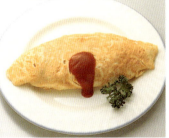

オムライス 834kcal 10.4点
たんぱく質 24.4g　カリウム 575mg
脂質 29.3g　コレステロール 469mg
炭水化物 109.4g　食物繊維 2.7g
食塩相当量 3.8g　添加糖分 0g
♥ 1.9　♦ 0.4　♣ 0.3　◆ 7.9

外食編
洋風定食

洋風定食

ライスやパンなどのデータ

- ライス普通盛り200g
  336kcal　4.2点
  食塩相当量 0g
- ライス少なめ150g
  252kcal　3.2点
  食塩相当量 0g
- ライス大盛り250g
  420kcal　5.3点
  食塩相当量 0g

- ロールパン2個(60g)
  190kcal　2.4点
  食塩相当量 0.7g
- フランスパン40g
  112kcal　1.4点
  食塩相当量 0.6g
- ライ麦パン50g
  132kcal　1.7点
  食塩相当量 0.6g

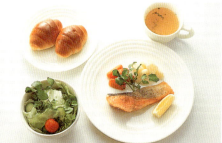

サケのムニエル定食　544kcal　6.8点
- たんぱく質 31.0g
- 脂質 23.3g
- 炭水化物 51.3g
- 食塩相当量 3.3g
- カリウム 912mg
- コレステロール 77mg
- 食物繊維 3.8g
- 添加糖分 0.5g
♠ 0　♥ 1.7　♣ 0.8　♦ 4.4

エビフライ定食　550kcal　6.9点
- たんぱく質 21.3g
- 脂質 32.1g
- 炭水化物 43.4g
- 食塩相当量 2.8g
- カリウム 505mg
- コレステロール 142mg
- 食物繊維 3.4g
- 添加糖分 0g
♠ 0.1　♥ 0.6　♣ 0.3　♦ 5.9

※フライにかける調味料含まず

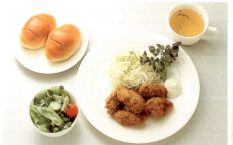

カキフライ定食　670kcal　8.4点
- たんぱく質 18.4g
- 脂質 42.2g
- 炭水化物 53.2g
- 食塩相当量 4.2g
- カリウム 574mg
- コレステロール 120mg
- 食物繊維 3.7g
- 添加糖分 0g
♠ 0.2　♥ 0.8　♣ 0.3　♦ 7.2

※フライにかける調味料含まず

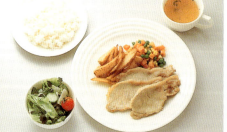

ポークソテー定食　797kcal　10.0点
- たんぱく質 26.5g
- 脂質 34.0g
- 炭水化物 89.8g
- 食塩相当量 2.9g
- カリウム 804mg
- コレステロール 63mg
- 食物繊維 3.1g
- 添加糖分 0g
♠ 0　♥ 3.3　♣ 0.8　♦ 5.8

ライス普通盛り

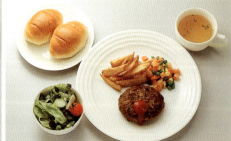

ハンバーグステーキ定食　895kcal　11.2点
- たんぱく質 36.9g
- 脂質 56.0g
- 炭水化物 56.0g
- 食塩相当量 3.7g
- カリウム 1041mg
- コレステロール 142mg
- 食物繊維 4.5g
- 添加糖分 0g
♠ 0.3　♥ 5.1　♣ 0.9　♦ 4.9

外食編

洋風定食

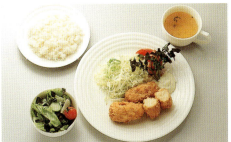

カニクリームコロッケ定食 899kcal

		11.2点
たんぱく質 22.3g	カリウム 758mg	♠ 0.9
脂質 40.7g	コレステロール 145mg	♥ 0.4
炭水化物 106.9g	食物繊維 4.4g	♣ 0.5
食塩相当量 2.4g	添加糖分 0g	♦ 9.4

※フライにかける調味料含まず　ライス普通盛り

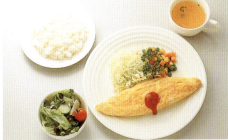

オムレツ定食 904kcal

		11.3点
たんぱく質 26.8g	カリウム 711mg	♠ 3.0
脂質 45.4g	コレステロール 667mg	♥ 0
炭水化物 90.5g	食物繊維 3.6g	♣ 0.5
食塩相当量 3.4g	添加糖分 0g	♦ 7.7

ライス普通盛り

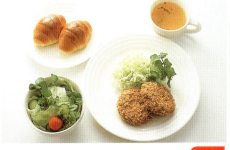

メンチカツ定食 907kcal

		11.3点
たんぱく質 33.3g	カリウム 752mg	♠ 0.7
脂質 56.9g	コレステロール 181mg	♥ 3.2
炭水化物 61.6g	食物繊維 4.7g	♣ 0.4
食塩相当量 3.1g	添加糖分 0g	♦ 7.1

※フライにかける調味料含まず

ミックスフライ定食 952kcal
（エビ、ホタテ、クリームコロッケ）

		11.9点
たんぱく質 28.7g	カリウム 828mg	♠ 0.6
脂質 45.2g	コレステロール 151mg	♥ 1.1
炭水化物 103.1g	食物繊維 4.0g	♣ 0.4
食塩相当量 2.6g	添加糖分 0g	♦ 9.7

※フライにかける調味料含まず　ライス普通盛り

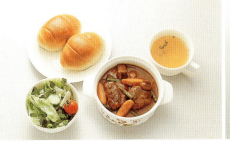

ビーフシチュー定食 997kcal

		12.5点
たんぱく質 24.3g	カリウム 1217mg	♠ 0
脂質 65.5g	コレステロール 80mg	♥ 5.3
炭水化物 66.3g	食物繊維 6.9g	♣ 1.1
食塩相当量 3.9g	添加糖分 0g	♦ 6.0

ステーキ定食 1062kcal

		13.3点
たんぱく質 38.0g	カリウム 989mg	♠ 0
脂質 77.8g	コレステロール 127mg	♥ 7.5
炭水化物 45.3g	食物繊維 3.7g	♣ 0.8
食塩相当量 5.0g	添加糖分 0g	♦ 4.9

ハンバーグ・ステーキなど

外食編

ハンバーグ・ステーキなど

セットメニューにすると

● ライス普通盛り 200g
336kcal
4.2点
食塩相当量 0g

● パン 2個（60g）
190kcal
2.4点
食塩相当量 0.7g

● バター 10g
75kcal
0.9点
食塩相当量 0.2g

● スープ 150mℓ
5kcal
0.1点
食塩相当量 0.9g

● サラダ（ドレッシングつき）
53kcal
0.7点
食塩相当量 0.3g

ハンバーグ

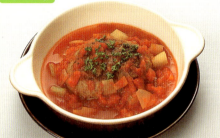

煮込みハンバーグ　588kcal　7.3点

たんぱく質 30.1g　カリウム 1071mg
脂質 41.8g　コレステロール 105mg
炭水化物 19.0g　食物繊維 3.5g
食塩相当量 2.0g　添加糖分 0g
♠ 0.1　♥ 4.8　♣ 0.5　♦ 2.0
肉 150g

和風ハンバーグ（おろし）　600kcal　7.5点

たんぱく質 29.6g　カリウム 954mg
脂質 40.4g　コレステロール 107mg
炭水化物 24.6g　食物繊維 3.0g
食塩相当量 2.7g　添加糖分 2.0g
♠ 0.1　♥ 4.8　♣ 1.0　♦ 1.7
肉 150g

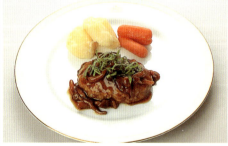

照り焼きハンバーグ　606kcal　7.6点

たんぱく質 30.0g　カリウム 891mg
脂質 40.4g　コレステロール 107mg
炭水化物 26.4g　食物繊維 2.7g
食塩相当量 2.6g　添加糖分 5.0g
♠ 0.1　♥ 4.8　♣ 0.8　♦ 1.9
肉 150g

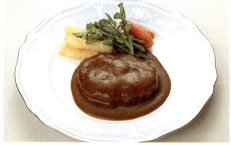

ハンバーグ デミグラスソース　629kcal　7.9点

たんぱく質 29.5g　カリウム 840mg
脂質 45.4g　コレステロール 110mg
炭水化物 21.2g　食物繊維 2.8g
食塩相当量 2.1g　添加糖分 0.6g
♠ 0.1　♥ 4.8　♣ 0.7　♦ 2.3
肉 150g

外食編

ハンバーグ・ステーキなど

ステーキ

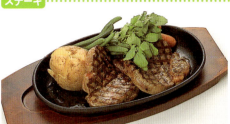

ヒレステーキ
582 kcal / **7.3点**

- たんぱく質 40.4g
- 脂質 36.4g
- 炭水化物 18.9g
- 食塩相当量 3.4g
- カリウム 1187mg
- コレステロール 135mg
- 食物繊維 2.6g
- 添加糖分 0g
- ♠ 0
- ♥ 5.6
- ♣ 1.0
- ♦ 0.7

肉 200g

サーロインステーキ
804 kcal / **10.1点**

- たんぱく質 35.2g
- 脂質 62.2g
- 炭水化物 19.1g
- 食塩相当量 3.5g
- カリウム 1047mg
- コレステロール 141mg
- 食物繊維 2.6g
- 添加糖分 0g
- ♠ 0
- ♥ 8.4
- ♣ 1.0
- ♦ 0.7

肉 200g

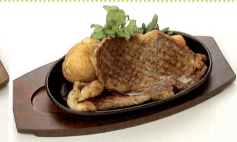

リブステーキ
954 kcal / **11.9点**

- たんぱく質 30.4g
- 脂質 80.6g
- 炭水化物 18.7g
- 食塩相当量 3.4g
- カリウム 967mg
- コレステロール 165mg
- 食物繊維 2.6g
- 添加糖分 0g
- ♠ 0
- ♥ 10.2
- ♣ 1.0
- ♦ 0.7

肉 200g

その他

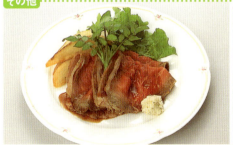

ローストビーフ
288 kcal / **3.6点**

- たんぱく質 23.3g
- 脂質 15.4g
- 炭水化物 14.4g
- 食塩相当量 1.8g
- カリウム 617mg
- コレステロール 70mg
- 食物繊維 2.3g
- 添加糖分 0g
- ♠ 0
- ♥ 2.5
- ♣ 0.7
- ♦ 0.4

肉 100g

ロールキャベツ
411 kcal / **5.1点**

- たんぱく質 19.8g
- 脂質 21.8g
- 炭水化物 33.3g
- 食塩相当量 2.3g
- カリウム 970mg
- コレステロール 58mg
- 食物繊維 7.7g
- 添加糖分 0g
- ♠ +
- ♥ 2.5
- ♣ 1.0
- ♦ 1.6

肉 80g

チキンソテー
612 kcal / **7.6点**

- たんぱく質 35.6g
- 脂質 42.3g
- 炭水化物 17.3g
- 食塩相当量 3.8g
- カリウム 1100mg
- コレステロール 181mg
- 食物繊維 2.7g
- 添加糖分 0g
- ♠ 0
- ♥ 5.1
- ♣ 0.8
- ♦ 1.7

肉 200g

カレー・ハヤシライス

カレーライス

大盛りカレー以外のごはんは普通盛りで計算

ごはんと薬味のデータ

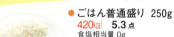

- ごはん 普通盛り 250g
  420kcal　5.3点
  食塩相当量 0g
- ごはん 大盛り 350g
  588kcal　7.4点
  食塩相当量 0g
- 福神漬け 15g
  16kcal　0.2点
  食塩相当量 0.6g
- らっきょう 5粒(20g)
  23kcal　0.3点
  食塩相当量 0.4g

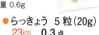

野菜カレー　686kcal　8.6点
たんぱく質 10.3g　カリウム 657mg
脂質 17.4g　コレステロール 12mg
炭水化物 119.1g　食物繊維 5.6g
食塩相当量 2.7g　添加糖分 3.0g
♠ 0.1　♥ 0　♣ 0.6　♦ 7.8
ごはん 250g

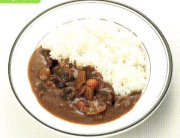

チキンカレー　692kcal　8.7点
たんぱく質 16.6g　カリウム 656mg
脂質 20.9g　コレステロール 48mg
炭水化物 104.0g　食物繊維 1.5g
食塩相当量 3.3g　添加糖分 0g
♠ 0.2　♥ 1.3　♣ 0.4　♦ 6.8
ごはん 250g

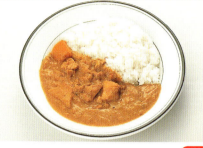

シーフードカレー　724kcal　9.1点
たんぱく質 21.2g　カリウム 599mg
脂質 17.1g　コレステロール 146mg
炭水化物 116.1g　食物繊維 3.6g
食塩相当量 3.9g　添加糖分 6.8g
♠ 0　♥ 0.7　♣ 0.4　♦ 8.0
ごはん 250g

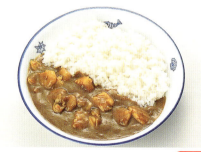

ポークカレー　754kcal　9.4点
たんぱく質 22.1g　カリウム 756mg
脂質 18.6g　コレステロール 46mg
炭水化物 119.5g　食物繊維 3.7g
食塩相当量 2.6g　添加糖分 0g
♠ 0　♥ 1.4　♣ 0.9　♦ 7.1
ごはん 250g

ビーフカレー　942kcal　11.8点
たんぱく質 22.0g　カリウム 542mg
脂質 37.7g　コレステロール 69mg
炭水化物 120.2g　食物繊維 3.8g
食塩相当量 3.9g　添加糖分 6.8g
♠ 0.1　♥ 3.2　♣ 0.6　♦ 7.9
ごはん 250g

外食編 カレー・ハヤシライス

カレーライス

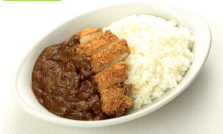

カツカレー — **956 kcal** — 12.0点
- たんぱく質 23.8g
- 脂質 40.1g
- 炭水化物 117.1g
- 食塩相当量 3.3g
- カリウム 527mg
- コレステロール 67mg
- 食物繊維 3.5g
- 添加糖分 0g
- ♠ 0.1
- ♥ 2.3
- ♣ 0.3
- ♦ 9.3

ごはん 250g

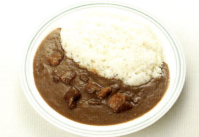

大盛りカレー（ビーフ） — **1312 kcal** — 16.4点
- たんぱく質 31.5g
- 脂質 54.9g
- 炭水化物 159.6g
- 食塩相当量 4.8g
- カリウム 781mg
- コレステロール 99mg
- 食物繊維 5.4g
- 添加糖分 6.8g
- ♠ 0.1
- ♥ 4.8
- ♣ 0.5
- ♦ 11.0

ごはん 350g

ハヤシライス

ハヤシライス — **728 kcal** — 9.1点
- たんぱく質 19.3g
- 脂質 23.0g
- 炭水化物 105.1g
- 食塩相当量 2.8g
- カリウム 456mg
- コレステロール 63mg
- 食物繊維 2.2g
- 添加糖分 0.5g
- ♠ 0
- ♥ 1.6
- ♣ 0.2
- ♦ 7.3

ごはん 250g

エスニック系カレー

豆カレー — **553 kcal** — 6.9点
- たんぱく質 19.0g
- 脂質 17.8g
- 炭水化物 78.4g
- 食塩相当量 4.5g
- カリウム 584mg
- コレステロール 1mg
- 食物繊維 12.9g
- 添加糖分 0g
- ♠ 0
- ♥ 1.7
- ♣ 0.1
- ♦ 5.1

ナン 1枚 100g（262kcal、塩分 1.3g）

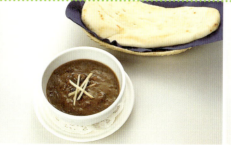

キーマカレー — **658 kcal** — 8.2点
- たんぱく質 30.2g
- 脂質 31.0g
- 炭水化物 64.1g
- 食塩相当量 4.1g
- カリウム 828mg
- コレステロール 81mg
- 食物繊維 5.9g
- 添加糖分 0g
- ♠ 0
- ♥ 2.3
- ♣ 0.7
- ♦ 5.2

ナン 1枚 100g（262kcal、塩分 1.3g）

タイカレー — **797 kcal**  — 10.0点
- たんぱく質 18.3g
- 脂質 21.7g
- 炭水化物 127.5g
- 食塩相当量 3.0g
- カリウム 1062mg
- コレステロール 38mg
- 食物繊維 11.2g
- 添加糖分 9.0g
- ♠ 0
- ♥ 1.0
- ♣ 0.2
- ♦ 8.8

ごはん 250g

パスタ

いずれもスパゲティは普通盛りで計算

スパゲティの量は、一般に1人前乾燥で100g（ゆでて約250g）ですが、最近は乾燥で80g前後（ゆでて約180g）のお店も増えています。オイルをどのぐらい使うか、ベーコン、生クリーム、チーズを使うかどうかで、エネルギーが変わります。スープパスタは比較的低エネルギーです。

スパゲティとチーズのデータ

● ゆでスパゲティ 普通盛り 250g

413kcal
5.2点
食塩相当量 2.9g
※1.5％塩分の湯でゆでた場合

● ゆでスパゲティ 大盛り 375g

619kcal
7.7点
食塩相当量 4.4g
※1.5％塩分の湯でゆでた場合

● 粉チーズ（トッピング用）大さじ1

29kcal　0.4点
食塩相当量 0.2g

スパゲティ

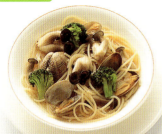

アサリのスープスパゲティ
558 kcal　7.0点
たんぱく質 16.4g　カリウム 283mg
脂質 15.8g　コレステロール 4mg
炭水化物 84.6g　食物繊維 6.7g
食塩相当量 4.5g　添加糖分 0g
♠ 0
♥ +
♣ 0.2
♦ 6.7

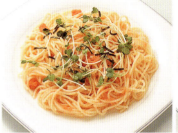

タラコスパゲティ
564 kcal　7.1点
たんぱく質 19.9g　カリウム 138mg
脂質 15.6g　コレステロール 119mg
炭水化物 81.4g　食物繊維 4.5g
食塩相当量 4.4g　添加糖分 0g
♠ 0
♥ 0.4
♣ 0.1
♦ 6.6

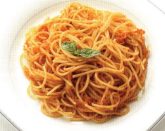

トマトソーススパゲティ
566 kcal　7.1点
たんぱく質 15.9g　カリウム 507mg
脂質 12.6g　コレステロール 0mg
炭水化物 91.6g　食物繊維 6.4g
食塩相当量 4.0g　添加糖分 0g
♠ 0
♥ 0
♣ 0.3
♦ 6.8

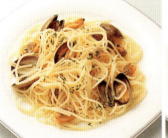

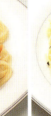

ボンゴレスパゲティ
567 kcal　7.1点
たんぱく質 16.1g　カリウム 108mg
脂質 17.5g　コレステロール 22mg
炭水化物 80.8g　食物繊維 4.4g
食塩相当量 4.8g　添加糖分 0g
♠ 0
♥ 0.2
♣ +
♦ 6.9

バジリコスパゲティ
597 kcal　7.5点
たんぱく質 13.5g　カリウム 41mg
脂質 22.3g　コレステロール 0mg
炭水化物 80.0g　食物繊維 4.3g
食塩相当量 4.2g　添加糖分 0g
♠ 0
♥ 0
♣ +
♦ 7.5

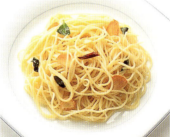

ペペロンチーノスパゲティ
601 kcal　7.5点
たんぱく質 13.7g　カリウム 57mg
脂質 22.3g　コレステロール 0mg
炭水化物 80.8g　食物繊維 4.4g
食塩相当量 4.2g　添加糖分 0g
♠ 0
♥ 0
♣ +
♦ 7.5

外食編 / パスタ

スパゲティ

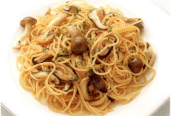

きのこスパゲティ
604 kcal / **7.6点**

- たんぱく質 16.8g
- 脂質 20.9g
- 炭水化物 85.8g
- 食塩相当量 4.4g
- カリウム 378mg
- コレステロール 14mg
- 食物繊維 7.8g
- 添加糖分 0g
- ♠ 0
- ♥ 0
- ♣ 0.2
- ♦ 7.3

ミートソーススパゲティ
652 kcal / **8.1点**

- たんぱく質 22.7g
- 脂質 22.1g
- 炭水化物 85.3g
- 食塩相当量 4.4g
- カリウム 349mg
- コレステロール 36mg
- 食物繊維 5.7g
- 添加糖分 0g
- ♠ 0
- ♥ 1.9
- ♣ 0.2
- ♦ 6.0

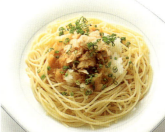

和風ツナおろしスパゲティ
680 kcal / **8.5点**

- たんぱく質 19.1g
- 脂質 27.7g
- 炭水化物 83.1g
- 食塩相当量 4.5g
- カリウム 239mg
- コレステロール 10mg
- 食物繊維 5.0g
- 添加糖分 0g
- ♠ 0
- ♥ 0.9
- ♣ 0.1
- ♦ 7.5

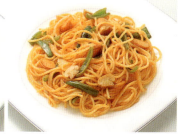

ナポリタンスパゲティ
731 kcal / **9.1点**

- たんぱく質 18.7g
- 脂質 28.5g
- 炭水化物 95.4g
- 食塩相当量 4.8g
- カリウム 368mg
- コレステロール 15mg
- 食物繊維 6.7g
- 添加糖分 0g
- ♠ 0
- ♥ 1.0
- ♣ 0.3
- ♦ 7.9

その他

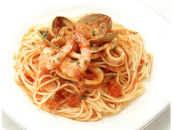

ペスカトーレスパゲティ
769 kcal / **9.6点**

- たんぱく質 31.0g
- 脂質 30.2g
- 炭水化物 87.2g
- 食塩相当量 4.6g
- カリウム 536mg
- コレステロール 186mg
- 食物繊維 5.9g
- 添加糖分 0g
- ♠ 0
- ♥ 0.9
- ♣ 0.4
- ♦ 8.3

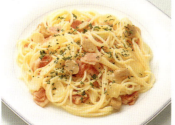

カルボナーラスパゲティ
870 kcal / **10.9点**

- たんぱく質 26.2g
- 脂質 45.1g
- 炭水化物 84.1g
- 食塩相当量 4.8g
- カリウム 257mg
- コレステロール 236mg
- 食物繊維 5.2g
- 添加糖分 0g
- ♠ 0
- ♥ 2.0
- ♣ 0.2
- ♦ 7.7

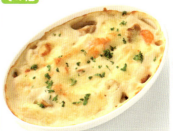

エビグラタン
576 kcal / **7.2点**

- たんぱく質 30.8g
- 脂質 20.4g
- 炭水化物 63.3g
- 食塩相当量 4.3g
- カリウム 460mg
- コレステロール 161mg
- 食物繊維 3.9g
- 添加糖分 0g
- ♠ 1.2
- ♥ 0.6
- ♣ 0.2
- ♦ 5.0

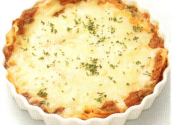

ラザニア
778 kcal / **9.7点**

- たんぱく質 28.8g
- 脂質 32.2g
- 炭水化物 88.4g
- 食塩相当量 5.4g
- カリウム 611mg
- コレステロール 75mg
- 食物繊維 5.6g
- 添加糖分 0g
- ♠ 2.0
- ♥ 0.9
- ♣ 0.3
- ♦ 6.6

外食編 / 中国風定食

中国風定食

ごはんやスープなどのデータ

- ライス普通盛り 200g
  336kcal　4.2点
  食塩相当量 0g

- スープ 150ml
  7kcal　0.1点
  食塩相当量 1.0g

- ザーサイ 15g
  3kcal　＋点
  食塩相当量 1.0g

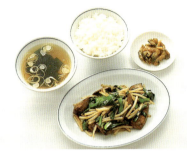

レバにらいため定食　594kcal　7.4点
- たんぱく質 20.1g
- 脂質 19.3g
- 炭水化物 81.0g
- 食塩相当量 4.5g
- カリウム 521mg
- コレステロール 150mg
- 食物繊維 3.0g
- 添加糖分 0g
- ♠ 0
- ♥ 1.0
- ♣ 0.2
- ♦ 6.2

八宝菜定食　661kcal　8.3点
- たんぱく質 21.8g
- 脂質 23.5g
- 炭水化物 86.7g
- 食塩相当量 5.3g
- カリウム 577mg
- コレステロール 227mg
- 食物繊維 4.7g
- 添加糖分 0.8g
- ♠ 0.5
- ♥ 0.6
- ♣ 0.4
- ♦ 6.8

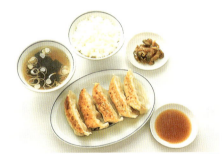

ギョーザ定食　663kcal　8.3点
- たんぱく質 18.8g
- 脂質 19.9g
- 炭水化物 97.0g
- 食塩相当量 5.2g
- カリウム 544mg
- コレステロール 37mg
- 食物繊維 3.3g
- 添加糖分 0g
- ♠ 0
- ♥ 1.5
- ♣ 0.2
- ♦ 6.6

※酢じょうゆ含む

エビチリソース定食　677kcal　8.5点
- たんぱく質 29.5g
- 脂質 20.0g
- 炭水化物 88.5g
- 食塩相当量 5.0g
- カリウム 562mg
- コレステロール 188mg
- 食物繊維 2.2g
- 添加糖分 4.0g
- ♠ 0
- ♥ 1.3
- ♣ 0.1
- ♦ 7.1

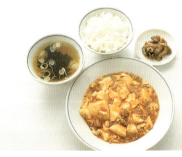

麻婆豆腐定食　690kcal　8.6点
- たんぱく質 23.6g
- 脂質 23.9g
- 炭水化物 88.2g
- 食塩相当量 6.3g
- カリウム 645mg
- コレステロール 37mg
- 食物繊維 2.5g
- 添加糖分 0.5g
- ♠ 0
- ♥ 2.5
- ♣ 0.1
- ♦ 6.0

外食編

中国風定食

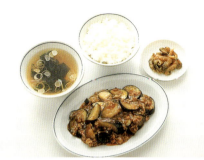

麻婆なす定食　724 kcal　9.0点

- たんぱく質 13.4g
- 脂質 34.3g
- 炭水化物 85.6g
- 食塩相当量 4.6g
- カリウム 544mg
- コレステロール 24mg
- 食物繊維 4.3g
- 添加糖分 0.8g
- ♠ 0
- ♥ 0.9
- ♣ 0.4
- ♦ 7.8

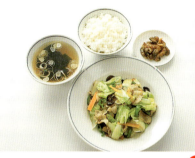

肉野菜いため定食　745 kcal　9.3点

- たんぱく質 14.1g
- 脂質 37.1g
- 炭水化物 84.1g
- 食塩相当量 4.7g
- カリウム 485mg
- コレステロール 36mg
- 食物繊維 4.2g
- 添加糖分 0g
- ♠ 0
- ♥ 2.5
- ♣ 0.5
- ♦ 6.4

青椒肉絲定食　756 kcal　9.4点

- たんぱく質 24.7g
- 脂質 33.5g
- 炭水化物 82.9g
- 食塩相当量 4.7g
- カリウム 764mg
- コレステロール 59mg
- 食物繊維 4.1g
- 添加糖分 0.5g
- ♠ 0
- ♥ 2.2
- ♣ 0.3
- ♦ 6.9

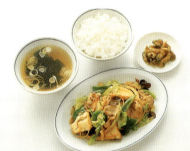

家常豆腐定食　766 kcal　9.6点

- たんぱく質 19.4g
- 脂質 36.2g
- 炭水化物 84.5g
- 食塩相当量 4.8g
- カリウム 475mg
- コレステロール 21mg
- 食物繊維 3.7g
- 添加糖分 2.0g
- ♠ 0
- ♥ 2.8
- ♣ 0.2
- ♦ 6.5

回鍋肉定食　833 kcal　10.4点

- たんぱく質 16.8g
- 脂質 43.2g
- 炭水化物 87.3g
- 食塩相当量 5.2g
- カリウム 587mg
- コレステロール 43mg
- 食物繊維 4.0g
- 添加糖分 1.5g
- ♠ 0
- ♥ 3.0
- ♣ 0.5
- ♦ 7.0

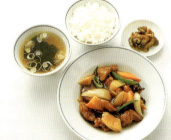

酢豚定食　948 kcal　11.8点

- たんぱく質 26.6g
- 脂質 41.9g
- 炭水化物 110.6g
- 食塩相当量 6.1g
- カリウム 911mg
- コレステロール 56mg
- 食物繊維 5.8g
- 添加糖分 10.0g
- ♠ 0
- ♥ 3.0
- ♣ 0.5
- ♦ 8.4

中国料理

たれのデータ

● しょうゆ（水ギョーザなど）
小さじ1
4kcal 0.1点
食塩相当量 0.9g

● 酢じょうゆ＋ラー油
（焼きギョーザなど）
約大さじ2/3 15kcal 0.2点
食塩相当量 0.9g

● 酢じょうゆ（揚げギョーザなど）
約大さじ2/3
6kcal 0.1点
食塩相当量 0.9g

シューマイなど

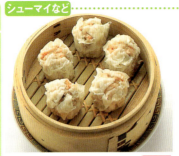

エビシューマイ 179kcal 2.2点
- たんぱく質 16.1g　カリウム 298mg
- 脂質 3.6g　コレステロール 113mg
- 炭水化物 20.2g　食物繊維 1.7g
- 食塩相当量 1.7g　添加糖分 1.5g
- ♥ 0　♦ 0.8　♣ 0.2　◆ 1.3
※たれ含まず

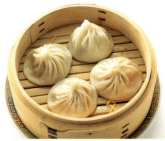

小籠包 280kcal 3.5点
- たんぱく質 11.5g　カリウム 187mg
- 脂質 10.7g　コレステロール 30mg
- 炭水化物 32.4g　食物繊維 1.3g
- 食塩相当量 0.8g　添加糖分 6.1g
- ♥ 0　♦ 1.1　♣ +　◆ 2.4
※たれ含まず

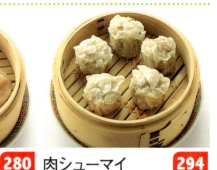

肉シューマイ 294kcal 3.7点
- たんぱく質 15.6g　カリウム 347mg
- 脂質 16.2g　コレステロール 56mg
- 炭水化物 19.9g　食物繊維 1.7g
- 食塩相当量 1.6g　添加糖分 1.2g
- ♥ 0　♦ 2.2　♣ 0.2　◆ 1.2
※たれ含まず

ギョーザ

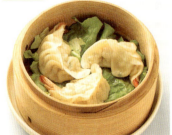

エビ蒸しギョーザ 144kcal 1.8点
- たんぱく質 13.6g　カリウム 204mg
- 脂質 4.1g　コレステロール 93mg
- 炭水化物 11.7g　食物繊維 0.6g
- 食塩相当量 1.9g　添加糖分 0g
- ♥ +　♦ 0.6　♣ +　◆ 1.2
※たれ含まず

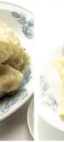

水ギョーザ 295kcal 3.7点
- たんぱく質 15.3g　カリウム 397mg
- 脂質 14.0g　コレステロール 44mg
- 炭水化物 25.0g　食物繊維 2.3g
- 食塩相当量 1.3g　添加糖分 0g
- ♥ 0　♦ 0　♣ 0.2　◆ 1.7
※たれ含まず

焼きギョーザ 413kcal 5.2点
- たんぱく質 19.6g　カリウム 691mg
- 脂質 21.3g　コレステロール 56mg
- 炭水化物 33.0g　食物繊維 3.4g
- 食塩相当量 1.6g　添加糖分 0.5g
- ♥ 0　♦ 2.2　♣ 0.3　◆ 2.7
※たれ含まず

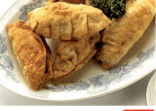

揚げギョーザ 486kcal 6.1点
- たんぱく質 15.3g　カリウム 402mg
- 脂質 34.7g　コレステロール 45mg
- 炭水化物 25.0g　食物繊維 2.3g
- 食塩相当量 1.3g　添加糖分 0g
- ♥ 0　♦ 1.8　♣ 0.2　◆ 4.1
※たれ含まず

外食編

中国料理

一品料理

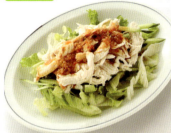

棒棒鶏（バンバンジー） 198 kcal

- たんぱく質 17.7g
- カリウム 436mg
- 脂質 10.5g
- コレステロール 51mg
- 炭水化物 7.1g
- 食物繊維 1.7g
- 食塩相当量 1.6g
- 添加糖分 2.0g

2.5 点
♠ 0
♥ 1.3
♣ 0.1
♦ 1.1

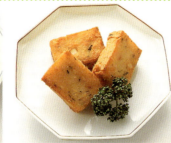

大根もち 234 kcal

- たんぱく質 4.8g
- カリウム 172mg
- 脂質 5.5g
- コレステロール 19mg
- 炭水化物 40.4g
- 食物繊維 1.0g
- 食塩相当量 0.3g
- 添加糖分 0g

2.9 点
♠ 0
♥ 0.2
♣ 0.1
♦ 2.6

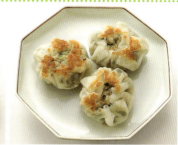

にらまんじゅう 267 kcal

- たんぱく質 11.5g
- カリウム 363mg
- 脂質 12.9g
- コレステロール 37mg
- 炭水化物 21.3g
- 食物繊維 1.5g
- 食塩相当量 0.9g
- 添加糖分 0g

3.3 点
♠ 0
♥ 1.5
♣ 0.1
♦ 1.7

※たれ含まず

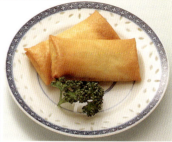

春巻き 371 kcal

- たんぱく質 11.7g
- カリウム 319mg
- 脂質 18.0g
- コレステロール 25mg
- 炭水化物 21.3g
- 食物繊維 2.1g
- 食塩相当量 1.1g
- 添加糖分 1.0g

4.6 点
♠ 0
♥ 1.3
♣ 0.2
♦ 3.1

※たれ含まず

ごはんもの

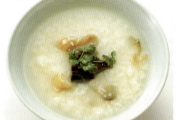

中華がゆ 185 kcal

- たんぱく質 3.8g
- カリウム 90mg
- 脂質 2.1g
- コレステロール 68mg
- 炭水化物 35.9g
- 食物繊維 0.8g
- 食塩相当量 1.3g
- 添加糖分 0g

2.3 点
♠ 0.3
♥ 0
♣ 0
♦ 2.0

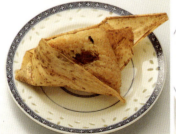

中華ちまき 310 kcal

- たんぱく質 10.4g
- カリウム 172mg
- 脂質 9.4g
- コレステロール 29mg
- 炭水化物 43.6g
- 食物繊維 0.5g
- 食塩相当量 1.4g
- 添加糖分 0g

3.9 点
♠ 0
♥ 0.7
♣ 0
♦ 3.1

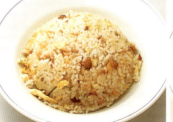

チャーハン 755 kcal

- たんぱく質 14.2g
- カリウム 201mg
- 脂質 27.6g
- コレステロール 115mg
- 炭水化物 106.0g
- 食物繊維 1.1g
- 食塩相当量 2.5g
- 添加糖分 0g

9.4 点
♠ 0.5
♥ 0.4
♣ +
♦ 8.5

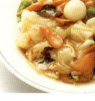

中華丼 843 kcal

- たんぱく質 17.2g
- カリウム 628mg
- 脂質 29.2g
- コレステロール 64mg
- 炭水化物 122.7g
- 食物繊維 4.2g
- 食塩相当量 2.8g
- 添加糖分 1.5g

10.5 点
♠ 0.2
♥ 1.5
♣ 0.4
♦ 8.4

中華めん

いずれもラーメンは普通盛り、スープは全量分で計算

めんのデータ

● ゆで中華めん普通盛り
約235g
350kcal
4.4点
食塩相当量 0.4g

● ゆで中華めん大盛り
約350g
522kcal
6.5点
食塩相当量 0.6g

スープのデータ（400mlあたり）

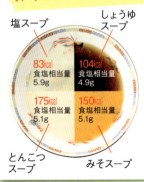

塩スープ 83kcal 食塩相当量 5.9g
しょうゆスープ 104kcal 食塩相当量 4.9g
とんこつスープ 175kcal 食塩相当量 5.1g
みそスープ 150kcal 食塩相当量 5.1g

ラーメン

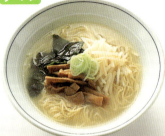

塩ラーメン　444kcal

たんぱく質 17.1g　カリウム 441mg　5.6点
脂質 8.4g　コレステロール 0mg　♠0
炭水化物 70.9g　食物繊維 4.9g　♥0
食塩相当量 6.7g　添加糖分 0g　♣0.2
　　　　　　　　　　　　　　　♦5.4

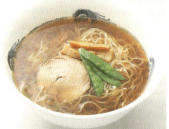

しょうゆラーメン　487kcal

たんぱく質 21.6g　カリウム 594mg　6.1点
脂質 9.5g　コレステロール 7mg　♠0
炭水化物 73.7g　食物繊維 3.7g　♥0.3
食塩相当量 5.8g　添加糖分 0g　♣0.1
　　　　　　　　　　　　　　　♦5.7

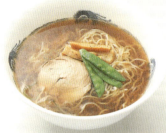

みそラーメン　533kcal

たんぱく質 24.2g　カリウム 626mg　6.7点
脂質 11.6g　コレステロール 7mg　♠0
炭水化物 78.7g　食物繊維 5.9g　♥0.3
食塩相当量 6.2g　添加糖分 0g　♣0.1
　　　　　　　　　　　　　　　♦6.2

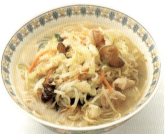

タンメン　548kcal

たんぱく質 21.3g　カリウム 837mg　6.9点
脂質 15.5g　コレステロール 14mg　♠0
炭水化物 76.9g　食物繊維 6.9g　♥1.0
食塩相当量 6.3g　添加糖分 0g　♣0.5
　　　　　　　　　　　　　　　♦5.4

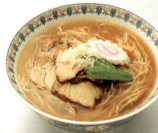

チャーシューメン　550kcal

たんぱく質 28.9g　カリウム 704mg　6.9点
脂質 12.4g　コレステロール 24mg　♠0
炭水化物 76.0g　食物繊維 3.7g　♥1.1
食塩相当量 6.7g　添加糖分 0g　♣0.1
　　　　　　　　　　　　　　　♦5.7

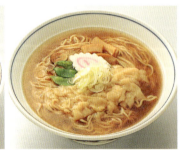

ワンタンめん　560kcal

たんぱく質 25.3g　カリウム 651mg　7.0点
脂質 11.5g　コレステロール 15mg　♠0
炭水化物 83.2g　食物繊維 4.2g　♥0.7
食塩相当量 5.9g　添加糖分 0g　♣0.1
　　　　　　　　　　　　　　　♦6.2

外食編 / 中華めん

ラーメン

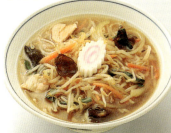

もやしラーメン 603 kcal 7.5点
たんぱく質 22.4g　カリウム 641mg
脂質 21.4g　コレステロール 15mg
炭水化物 75.0g　食物繊維 5.1g
食塩相当量 5.5g　添加糖分 0g
♠ 0　♥ 1.0　♣ 0.3　♦ 6.2

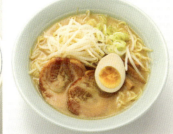

とんこつラーメン 661 kcal 8.3点
たんぱく質 36.6g　カリウム 707mg
脂質 21.0g　コレステロール 140mg
炭水化物 75.7g　食物繊維 4.7g
食塩相当量 6.3g　添加糖分 0g
♠ 0.5　♥ 1.3　♣ 0.2　♦ 6.3

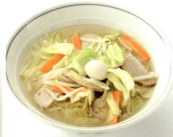

五目ラーメン 667 kcal 8.3点
たんぱく質 25.5g　カリウム 1025mg
脂質 25.2g　コレステロール 65mg
炭水化物 80.1g　食物繊維 7.4g
食塩相当量 7.1g　添加糖分 0g
♠ 0.2　♥ 1.3　♣ 0.6　♦ 6.2

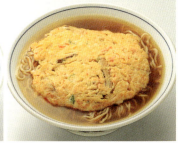

天津めん 810 kcal 10.1点
たんぱく質 32.3g　カリウム 808mg
脂質 38.6g　コレステロール 422mg
炭水化物 75.6g　食物繊維 4.2g
食塩相当量 5.9g　添加糖分 0g
♠ 1.9　♥ 0.1　♣ 0.2　♦ 8.0

焼きそば

あんかけ焼きそば 517 kcal 6.5点
たんぱく質 19.4g　カリウム 596mg
脂質 16.1g　コレステロール 83mg
炭水化物 70.6g　食物繊維 5.0g
食塩相当量 3.6g　添加糖分 0g
♠ 0　♥ 0.4　♣ 0.2　♦ 5.8

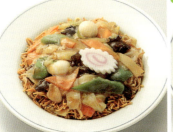

あんかけかた焼きそば 919 kcal 11.5点
たんぱく質 20.7g　カリウム 958mg
脂質 51.0g　コレステロール 104mg
炭水化物 89.5g　食物繊維 7.2g
食塩相当量 5.2g　添加糖分 0g
♠ 0.4　♥ 1.0　♣ 0.5　♦ 9.6

その他

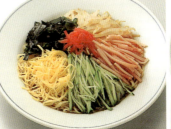

冷やし中華（酢じょうゆ） 478 kcal 6.0点
たんぱく質 20.3g　カリウム 355mg
脂質 8.9g　コレステロール 113mg
炭水化物 75.1g　食物繊維 4.3g
食塩相当量 4.8g　添加糖分 2.0g
♠ 0.5　♥ 0.5　♣ 0.1　♦ 4.9

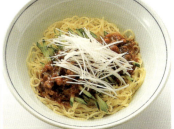

ジャージャーめん 647 kcal 8.1点
たんぱく質 24.5g　カリウム 568mg
脂質 23.9g　コレステロール 38mg
炭水化物 78.2g　食物繊維 4.8g
食塩相当量 5.0g　添加糖分 1.5g
♠ 0　♥ 1.5　♣ 0.2　♦ 6.4

焼き肉・韓国料理

たれのデータ

- 焼き肉のたれ
  大さじ1
  23kcal　0.3点
  食塩相当量 1.7g

- コチュジャン
  小さじ1
  18kcal　0.2点
  食塩相当量 0.5g

- チヂミのたれ（酢じょうゆ）
  大さじ1
  8kcal　0.1点
  食塩相当量 1.3g

焼き肉

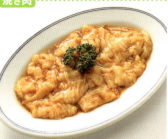

牛ミノ（味つけ）100g　**229 kcal**　**2.9 点**
- たんぱく質 25.2g
- 脂質 11.4g
- 炭水化物 3.1g
- 食塩相当量 1.4g
- カリウム 165mg
- コレステロール 240mg
- 食物繊維 0g
- 添加糖分 2.0g
- ♥ 0　● 2.3　♣ +　◆ 0.6

※つけだれ含まず

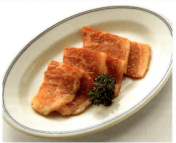

牛ロース肉（塩）100g　**318 kcal**　**4.0 点**
- たんぱく質 16.2g
- 脂質 26.4g
- 炭水化物 0.2g
- 食塩相当量 1.0g
- カリウム 261mg
- コレステロール 71mg
- 食物繊維 0g
- 添加糖分 0g
- ♥ 0　● 4.0　♣ +　◆ 0

※つけだれ含まず

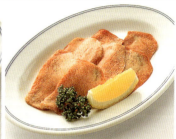

タン塩 100g　**359 kcal**　**4.5 点**
- たんぱく質 13.3g
- 脂質 31.8g
- 炭水化物 0.8g
- 食塩相当量 0.9g
- カリウム 237mg
- コレステロール 97mg
- 食物繊維 0.2g
- 添加糖分 0g
- ♥ 0　● 4.5　♣ +　◆ 0

※つけだれ含まず

韓国料理

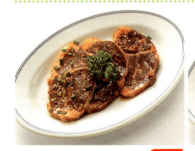

牛ハラミ（味つけ）100g　**400 kcal**　**5.0 点**
- たんぱく質 16.0g
- 脂質 33.4g
- 炭水化物 3.8g
- 食塩相当量 1.4g
- カリウム 303mg
- コレステロール 81mg
- 食物繊維 0.2g
- 添加糖分 2.0g
- ♥ 0　● 4.3　♣ +　◆ 0.7

※つけだれ含まず

牛カルビ肉（味つけ）100g　**473 kcal**　**5.9 点**
- たんぱく質 13.5g
- 脂質 42.4g
- 炭水化物 3.4g
- 食塩相当量 1.4g
- カリウム 225mg
- コレステロール 79mg
- 食物繊維 0g
- 添加糖分 2.0g
- ♥ 0　● 5.3　♣ +　◆ 0.6

※つけだれ含まず

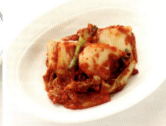

キムチ　**18 kcal**　**0.2 点**
- たんぱく質 1.1g
- 脂質 0.1g
- 炭水化物 3.2g
- 食塩相当量 0.9g
- カリウム 136mg
- コレステロール 0mg
- 食物繊維 1.1g
- 添加糖分 0g
- ♥ 0　● 0　♣ 0.2　◆ 0

チョレギサラダ　**47 kcal**　**0.6 点**
- たんぱく質 1.2g
- 脂質 3.6g
- 炭水化物 3.4g
- 食塩相当量 0.7g
- カリウム 187mg
- コレステロール 0mg
- 食物繊維 1.6g
- 添加糖分 0g
- ♥ 0　● 0　♣ 0.2　◆ 0

※ドレッシング含む

韓国料理 外食編

焼き肉・韓国料理

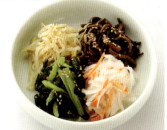

ナムル
106 kcal / **1.3 点**
- たんぱく質 4.2g
- 脂質 6.9g
- 炭水化物 7.8g
- 食塩相当量 1.7g
- カリウム 506mg
- コレステロール 0mg
- 食物繊維 4.8g
- 添加糖分 0g
- ♠ 0
- ♥ 0
- ♣ 0.6
- ♦ 0.7

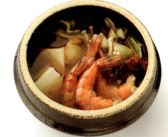

チゲ
177 kcal / **2.2 点**
- たんぱく質 16.7g
- 脂質 3.9g
- 炭水化物 16.9g
- 食塩相当量 2.4g
- カリウム 827mg
- コレステロール 61mg
- 食物繊維 5.1g
- 添加糖分 0g
- ♠ 0
- ♥ 1.1
- ♣ 0.7
- ♦ 0.3

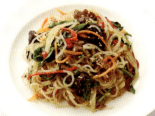

チャプチェ（韓国春雨のいため物）
189 kcal / **2.4 点**
- たんぱく質 8.6g
- 脂質 9.3g
- 炭水化物 16.5g
- 食塩相当量 1.7g
- カリウム 229mg
- コレステロール 26mg
- 食物繊維 1.4g
- 添加糖分 2.3g
- ♠ 0
- ♥ 1.0
- ♣ 0.1
- ♦ 1.3

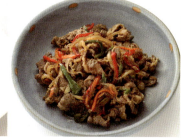

プルコギ
243 kcal / **3.0 点**
- たんぱく質 17.2g
- 脂質 13.6g
- 炭水化物 10.9g
- 食塩相当量 1.7g
- カリウム 649mg
- コレステロール 52mg
- 食物繊維 2.5g
- 添加糖分 1.1g
- ♠ 0
- ♥ 2.0
- ♣ 0.4
- ♦ 0.6

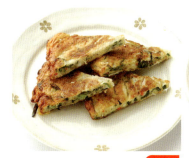

チヂミ
266 kcal / **3.3 点**
- たんぱく質 16.9g
- 脂質 9.4g
- 炭水化物 26.0g
- 食塩相当量 0.7g
- カリウム 333mg
- コレステロール 225mg
- 食物繊維 1.6g
- 添加糖分 0g
- ♠ 0.5
- ♥ 0.6
- ♣ 0.2
- ♦ 2.1

※つけだれ含まず

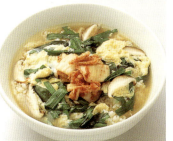

クッパ
382 kcal / **4.8 点**
- たんぱく質 16.1g
- 脂質 6.5g
- 炭水化物 62.1g
- 食塩相当量 2.8g
- カリウム 659mg
- コレステロール 210mg
- 食物繊維 3.2g
- 添加糖分 0g
- ♠ 0.9
- ♥ 0.6
- ♣ 0.3
- ♦ 3.5

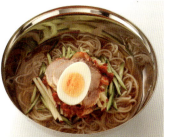

冷めん
410 kcal / **5.1 点**
- たんぱく質 11.2g
- 脂質 16.9g
- 炭水化物 51.7g
- 食塩相当量 3.5g
- カリウム 451mg
- コレステロール 114mg
- 食物繊維 3.6g
- 添加糖分 0g
- ♠ 0.5
- ♥ 0.4
- ♣ 0.4
- ♦ 3.8

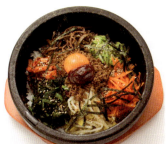

石焼きビビンパ
852 kcal / **10.6 点**
- たんぱく質 21.2g
- 脂質 33.7g
- 炭水化物 111.0g
- 食塩相当量 3.4g
- カリウム 831mg
- コレステロール 271mg
- 食物繊維 6.1g
- 添加糖分 1.5g
- ♠ 0.9
- ♥ 1.0
- ♣ 0.7
- ♦ 7.6

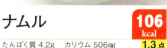

エスニック料理

肉や魚などの量があまり多くなく、野菜と組み合わせた料理が多いので、比較的エネルギーの調節がしやすい。ただし辛いので、ごはんやめんを食べすぎたり、ビールなどの飲みすぎに注意しましょう。

たれのデータ

- 生春巻きのたれ（スイートチリソース）
大さじ1　32kcal　0.4点
食塩相当量 0.5g

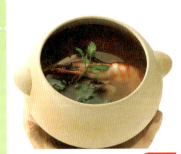

トム・ヤム・クン　65 kcal　0.8点
- たんぱく質 11.6g
- 脂質 1.3g
- 炭水化物 3.4g
- 食塩相当量 1.1g
- カリウム 249mg
- コレステロール 75mg
- 食物繊維 2.2g
- 添加糖分 0g

♥ 0　♣ 0.5　♦ 0.2　◆ 0.1

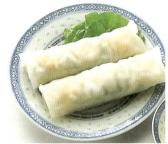

生春巻き　170 kcal　2.1点
- たんぱく質 4.9g
- 脂質 1.2g
- 炭水化物 34.3g
- 食塩相当量 0.7g
- カリウム 178mg
- コレステロール 20mg
- 食物繊維 0.6g
- 添加糖分 0g

♥ 0　♣ 0.3　♦ +　◆ 1.8

※つけだれ含まず

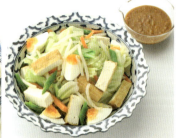

ガドガド（インドネシア風サラダ）　203 kcal　2.5点
- たんぱく質 12.1g
- 脂質 12.0g
- 炭水化物 10.6g
- 食塩相当量 1.5g
- カリウム 362mg
- コレステロール 105mg
- 食物繊維 3.0g
- 添加糖分 1.5g

♥ 0.5　♣ 0.7　♦ 0.3　◆ 1.0

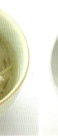

タンドリーチキン　279 kcal　3.5点
- たんぱく質 21.2g
- 脂質 17.4g
- 炭水化物 6.8g
- 食塩相当量 2.2g
- カリウム 497mg
- コレステロール 108mg
- 食物繊維 0.6g
- 添加糖分 2.6g

♥ 0.1　♣ 3.0　♦ 0.1　◆ 0.2

フォー　468 kcal　5.8点
- たんぱく質 18.8g
- 脂質 4.1g
- 炭水化物 85.0g
- 食塩相当量 3.4g
- カリウム 328mg
- コレステロール 44mg
- 食物繊維 2.0g
- 添加糖分 0g

♥ 0　♣ 0.8　♦ 0.2　◆ 4.8

汁ビーフン　477 kcal　6.0点
- たんぱく質 15.3g
- 脂質 13.5g
- 炭水化物 67.9g
- 食塩相当量 4.2g
- カリウム 430mg
- コレステロール 38mg
- 食物繊維 2.7g
- 添加糖分 2.0g

♥ 0　♣ 0.8　♦ 0.2　◆ 5.0

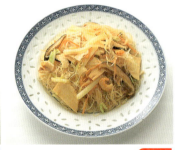

焼きビーフン　627 kcal　7.8点
- たんぱく質 14.2g
- 脂質 31.4g
- 炭水化物 66.4g
- 食塩相当量 3.0g
- カリウム 367mg
- コレステロール 38mg
- 食物繊維 2.7g
- 添加糖分 1.3g

♥ 0　♣ 0.8　♦ 0.2　◆ 6.9

イートイン

鉄板で作る粉物が多く、焼き油を使うので、見た目よりもエネルギーが高い。ソース焼きそばは約500kcal、クレープは300～400kcalと、1食分に近いエネルギーのものもあります。

その他のデータ
- ソフトクリーム（バニラ） 178kcal 2.2点
- クレープ（チョコバナナ） 402kcal 5.0点
- クレープ（いちご生クリーム） 322kcal 4.0点

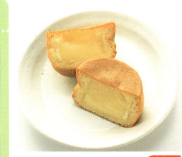

今川焼き（カスタード） 197kcal 2.5点
- たんぱく質 4.5g　カリウム 75mg
- 脂質 5.2g　コレステロール 129mg
- 炭水化物 32.2g　食物繊維 0.5g
- 食塩相当量 0.1g　添加糖分 16.8g
- ♥ 0　♦ 0　♣ 0　◆ 2.5

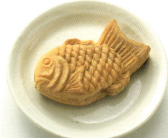

たい焼き（つぶあん） 211kcal 2.6点
- たんぱく質 5.2g　カリウム 237mg
- 脂質 1.4g　コレステロール 35mg
- 炭水化物 44.2g　食物繊維 2.9g
- 食塩相当量 0.1g　添加糖分 23.6g
- ♥ 0　♦ 0　♣ 0　◆ 2.6

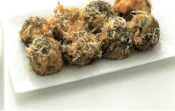

たこ焼き 441kcal 5.5点
- たんぱく質 20.2g　カリウム 397mg
- 脂質 18.5g　コレステロール 297mg
- 炭水化物 44.6g　食物繊維 2.1g
- 食塩相当量 2.5g　添加糖分 0g
- ♥ 1.1　♦ 0.5　♣ 0.1　◆ 3.9

※マヨネーズ 6g（大さじ½）を含む

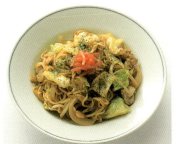

ソース焼きそば 505kcal 6.3点
- たんぱく質 13.0g　カリウム 363mg
- 脂質 18.6g　コレステロール 13mg
- 炭水化物 67.9g　食物繊維 4.3g
- 食塩相当量 2.6g　添加糖分 0g
- ♥ 0　♦ 0.7　♣ 0.2　◆ 5.4

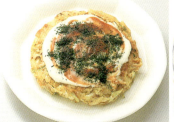

お好み焼き 553kcal 6.9点
- たんぱく質 17.0g　カリウム 466mg
- 脂質 29.6g　コレステロール 243mg
- 炭水化物 51.1g　食物繊維 3.2g
- 食塩相当量 2.9g　添加糖分 0g
- ♥ 0.9　♦ 0.8　♣ 0.2　◆ 4.9

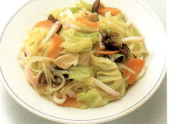

皿うどん 557kcal 7.0点
- たんぱく質 17.4g　カリウム 511mg
- 脂質 23.6g　コレステロール 19mg
- 炭水化物 66.8g　食物繊維 5.7g
- 食塩相当量 5.5g　添加糖分 0g
- ♥ 0　♦ 1.3　♣ 0.5　◆ 5.1

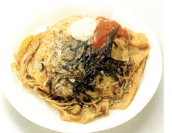

広島焼き 633kcal 7.9点
- たんぱく質 16.9g　カリウム 501mg
- 脂質 30.1g　コレステロール 139mg
- 炭水化物 69.7g　食物繊維 4.5g
- 食塩相当量 3.1g　添加糖分 0g
- ♥ 0.5　♦ 0.8　♣ 0.2　◆ 6.4

外食編　イートイン

ファストフード（ハンバーガーなど）

外食編 ／ ファストフード（ハンバーガーなど）

ハンバーガーは、サイズが大きくなるほど高エネルギー。はさむ具は揚げ物だけでなく、ベーコンやソーセージなども高エネルギーです。セットメニューは、チーズ入りハンバーガーのときは、飲み物を甘味のないウーロン茶やコーヒーでエネルギー調整、チーズなしのバーガーならミルクを選んでカルシウムやビタミンを補いましょう。

おすすめの組み合わせ例

● チーズバーガー ＋ サイドサラダ ＋ ホットティーまたはコーヒー
444kcal
カルシウム 143 mg ／ ビタミン C 21 mg

※チーズバーガーをダブルチーズバーガーにすると　562kcal
カルシウム 237 mg ／ ビタミン C 24 mg

● ハンバーガー ＋ サイドサラダ ＋ 牛乳　**530kcal**
カルシウム 143 mg ／ ビタミン C 21 mg

マクドナルド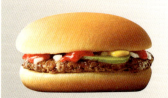

ハンバーガー
1個 108g あたり　**260 kcal**　3.3点
- たんぱく質 13.3g
- 脂質 9.6g
- 炭水化物 30.2g
- 食塩相当量 1.9g
- カリウム 223mg
- コレステロール 28mg
- 食物繊維 1.6g
- 添加糖分 —
- ♥ 0
- ♥ 0.6
- ♣ +
- ♦ 2.7

モスバーガー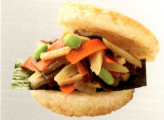

モスライスバーガー 彩り野菜のきんぴら（国産野菜使用）
1個 164.2g あたり　**290 kcal**　3.6点
- たんぱく質 5.4g
- 脂質 4.3g
- 炭水化物 57.8g
- 食塩相当量 1.6g
- カリウム 129mg
- コレステロール 0mg
- 食物繊維 2.8g
- 添加糖分 —
- ♥ 0
- ♥ 0.1
- ♣ 0.2
- ♦ 3.2

データの最終更新日 2017年1月

モスバーガー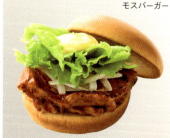

テリヤキチキンバーガー
1個 146.5g あたり　**300 kcal**　3.8点
- たんぱく質 19.6g
- 脂質 10.8g
- 炭水化物 30.8g
- 食塩相当量 2.3g
- カリウム 284mg
- コレステロール 73mg
- 食物繊維 1.3g
- 添加糖分 —
- ♥ 0
- ♥ 1.5
- ♣ +
- ♦ 2.3

マクドナルド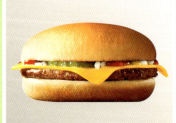

チーズバーガー
1個 122g あたり　**310 kcal**　3.9点
- たんぱく質 16.2g
- 脂質 13.5g
- 炭水化物 30.8g
- 食塩相当量 2.4g
- カリウム 246mg
- コレステロール 40mg
- 食物繊維 1.7g
- 添加糖分 —
- ♥ 0.6
- ♥ 0.6
- ♣ +
- ♦ 2.7

データの最終更新日 2017年1月

モスバーガー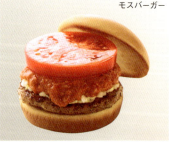

モスバーガー
1個 206.3g あたり　**354 kcal**　4.4点
- たんぱく質 15.1g
- 脂質 15.5g
- 炭水化物 38.9g
- 食塩相当量 2.1g
- カリウム 369mg
- コレステロール 30mg
- 食物繊維 2.5g
- 添加糖分 —
- ♥ +
- ♥ 1.5
- ♣ 0.2
- ♦ 2.7

モスバーガー

ホットドッグ
1個 126g あたり　**355 kcal**　4.4点
- たんぱく質 11.5g
- 脂質 23.4g
- 炭水化物 24.8g
- 食塩相当量 2.2g
- カリウム 234mg
- コレステロール 41mg
- 食物繊維 1.2g
- 添加糖分 —
- ♥ 0
- ♥ 2.8
- ♣ 0.1
- ♦ 1.5

外食編

ファストフード（ハンバーガーなど）

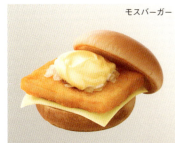

モスバーガー

フィッシュバーガー
1個 143gあたり　**387 kcal**　4.8点
- たんぱく質 16.3g
- カリウム 234mg
- 脂質 19.5g
- コレステロール 38mg
- 炭水化物 36.7g
- 食物繊維 1.6g
- 食塩相当量 2.1g
- 添加糖分 —

♠ 0.6　♥ 0.6　♣ +　♦ 3.6

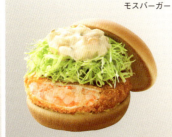

モスバーガー

海老カツバーガー
1個 160.5gあたり　**388 kcal**　4.9点
- たんぱく質 11.2g
- カリウム 119mg
- 脂質 18.7g
- コレステロール 79mg
- 炭水化物 43.9g
- 食物繊維 2.0g
- 食塩相当量 2.2g
- 添加糖分 —

♠ 0.6　♥ 0.9　♣ 0.1　♦ 3.9

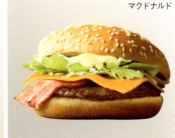

マクドナルド

ベーコンレタスバーガー
1個 148gあたり　**399 kcal**　5.0点
- たんぱく質 18.8g
- カリウム 242mg
- 脂質 21.2g
- コレステロール 50mg
- 炭水化物 33.3g
- 食物繊維 1.8g
- 食塩相当量 2.6g
- 添加糖分 —

♠ 0.6　♥ 0.9　♣ 0.1　♦ 3.4

データの最終更新日2017年1月

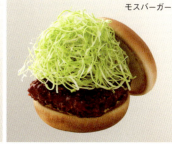

モスバーガー

ロースカツバーガー
1個 171.5gあたり　**403 kcal**　5.0点
- たんぱく質 17.4g
- カリウム 299mg
- 脂質 16.5g
- コレステロール 24mg
- 炭水化物 46.5g
- 食物繊維 2.5g
- 食塩相当量 2.2g
- 添加糖分 —

♠ +　♥ 1.7　♣ 0.1　♦ 3.2

ケンタッキー

チキンフィレサンド
1個 165gあたり　**411 kcal**　5.1点
- たんぱく質 19.5g
- カリウム 340mg
- 脂質 21.7g
- コレステロール —
- 炭水化物 33.4g
- 食物繊維 1.6g
- 食塩相当量 2.7g
- 添加糖分 —

♠ +　♥ 1.6　♣ +　♦ 3.5

ケンタッキー

和風チキンカツサンド
1個 179gあたり　**474 kcal**　5.9点
- たんぱく質 18.7g
- カリウム 317mg
- 脂質 25.9g
- コレステロール —
- 炭水化物 40.1g
- 食物繊維 1.8g
- 食塩相当量 2.2g
- 添加糖分 —

♠ +　♥ 1.6　♣ 0.1　♦ 4.3

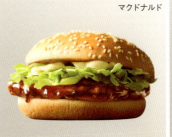

マクドナルド

てりやきマックバーガー
1個 164gあたり　**519 kcal**　6.5点
- たんぱく質 15.4g
- カリウム 269mg
- 脂質 32.7g
- コレステロール 50mg
- 炭水化物 41.0g
- 食物繊維 1.7g
- 食塩相当量 2.0g
- 添加糖分 —

♠ 0　♥ 0.8　♣ 0.1　♦ 5.6

データの最終更新日2017年1月

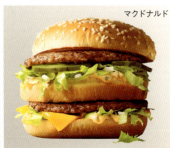

マクドナルド

ビッグマック
1個 225gあたり　**530 kcal**　6.6点
- たんぱく質 27.1g
- カリウム 404mg
- 脂質 28.2g
- コレステロール 75mg
- 炭水化物 41.9g
- 食物繊維 2.9g
- 食塩相当量 3.4g
- 添加糖分 —

♠ 0.6　♥ 1.2　♣ 0.1　♦ 4.7

データの最終更新日2017年1月

ファストフード（サイドメニュー）

サイドメニューの代表といえばフライドポテト。あとを引きついつい食べてしまいますが、Sサイズで200〜250kcal、Lサイズだと500〜600kcalあるので、組み合わせるメニューでエネルギーを調節。アップルパイなど糖分の多いメニューを食べるときは、飲み物は無糖のものにしましょう。

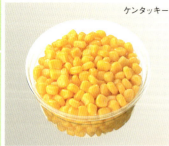

ケンタッキー
コーンサラダ 1パック 100gあたり **82 kcal** **1.0点**
- たんぱく質 2.3g
- 脂質 0.5g
- 炭水化物 17.8g
- 食塩相当量 0.5g
- カリウム 130mg
- コレステロール ―
- 食物繊維 3.3g
- 添加糖分 ―
- ♠ 0
- ♥ 0
- ♣ 1.0
- ♦ 0

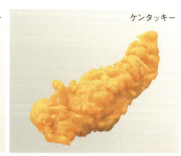

ケンタッキー
カーネルクリスピー 1個 52gあたり **130 kcal** **1.6点**
- たんぱく質 9.5g
- 脂質 7.2g
- 炭水化物 6.9g
- 食塩相当量 1.0g
- カリウム 135mg
- コレステロール ―
- 食物繊維 0.3g
- 添加糖分 ―
- ♠ +
- ♥ 0.7
- ♣ 0
- ♦ 0.9

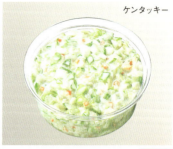

ケンタッキー
コールスロー 1パック 130gあたり **155 kcal** **1.9点**
- たんぱく質 1.6g
- 脂質 12.3g
- 炭水化物 9.8g
- 食塩相当量 0.8g
- カリウム 206mg
- コレステロール ―
- 食物繊維 1.8g
- 添加糖分 ―
- ♠ 0
- ♥ 0
- ♣ 0.4
- ♦ 1.5

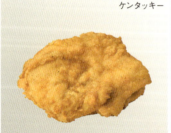

マクドナルド
ホットアップルパイ 1個 81gあたり **211 kcal** **2.6点**
- たんぱく質 1.7g
- 脂質 10.9g
- 炭水化物 26.3g
- 食塩相当量 0.6g
- カリウム 42mg
- コレステロール 3mg
- 食物繊維 0.8g
- 添加糖分 ―
- ♠ 0
- ♥ 0
- ♣ 0
- ♦ 2.6

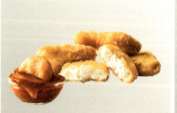

ケンタッキー
オリジナルチキン 1個 87gあたり **237 kcal** **3.0点**
- たんぱく質 18.3g
- 脂質 14.7g
- 炭水化物 7.9g
- 食塩相当量 1.7g
- カリウム 234mg
- コレステロール ―
- 食物繊維 0.3g
- 添加糖分 ―
- ♠ +
- ♥ 2.1
- ♣ 0
- ♦ 0.9

マクドナルド
チキンマックナゲット 5ピース バーベキューソース 1パック 120gあたり **296 kcal** **3.7点**
- たんぱく質 15.7g
- 脂質 16.2g
- 炭水化物 21.6g
- 食塩相当量 1.7g
- カリウム 303mg
- コレステロール 53mg
- 食物繊維 0.9g
- 添加糖分 ―
- ♠ 0
- ♥ 1.5
- ♣ 0.2
- ♦ 2.2

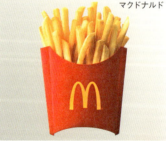

マクドナルド
マックフライポテト（M） 1個 135gあたり **424 kcal** **5.3点**
- たんぱく質 5.3g
- 脂質 22.0g
- 炭水化物 51.4g
- 食塩相当量 1.1g
- カリウム 950mg
- コレステロール 7mg
- 食物繊維 5.0g
- 添加糖分 ―
- ♠ 0
- ♥ 0
- ♣ 0
- ♦ 5.3

データの最終更新日 2017年1月

カフェ

外食編

カフェのサンド類は、コンビニのものよりも手作り感があり、ノィリングも多く入っているので、その分エネルギーは高めです。サラダがあるお店なら、サラダとプレーンなパンとの組み合わせもおすすめ。スイーツ類はサイズが大きく、1個300kcal前後と高エネルギーです。

カフェのドリンクメニュー

- カフェ ラテ
  150mℓ
  105kcal　1.3点
  食塩相当量 0.2g

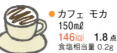

- カフェ モカ
  150mℓ
  146kcal　1.8点
  食塩相当量 0.2g

- ロイヤル ミルクティー
  150mℓ
  117kcal　1.5点
  食塩相当量 0.2g

- 抹茶ラテ
  150mℓ
  107kcal　1.3点
  食塩相当量 0.2g

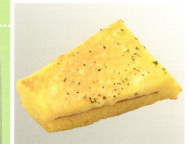

クロックムッシュ　174 kcal
1個 65g あたり
たんぱく質 7.8g	カリウム 66mg
脂質 5.2g	コレステロール 11mg
炭水化物 23.7g	食物繊維 1.2g
食塩相当量 1.0g	添加糖分 0g

2.2 点
♠ 0.4
♥ 0.1
♣ +
♦ 1.7

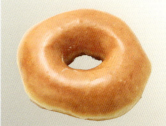

ドーナツ　225 kcal
1個 50g あたり
たんぱく質 3.0g	カリウム 47mg
脂質 11.6g	コレステロール 22mg
炭水化物 25.8g	食物繊維 0.7g
食塩相当量 0.3g	添加糖分 6.5g

2.8 点
♠ 0
♥ 0
♣ 0
♦ 2.8

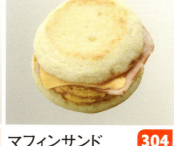

マフィンサンド　304 kcal
1個 130g あたり
たんぱく質 16.1g	カリウム 227mg
脂質 13.8g	コレステロール 212mg
炭水化物 27.3g	食物繊維 0.9g
食塩相当量 2.0g	添加糖分 0g

3.8 点
♠ 1.6
♥ 0.3
♣ 0.1
♦ 1.8

パン55g

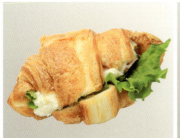

クロワッサンサンド　363 kcal
1個 115g あたり
たんぱく質 8.4g	カリウム 211mg
脂質 21.8g	コレステロール 10mg
炭水化物 33.5g	食物繊維 1.5g
食塩相当量 1.3g	添加糖分 0g

4.5 点
♠ 0
♥ 0.2
♣ 0.2
♦ 4.1

パン65g

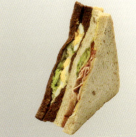

サンドイッチ　376 kcal
1パック 170g あたり
たんぱく質 13.0g	カリウム 291mg
脂質 16.3g	コレステロール 121mg
炭水化物 43.8g	食物繊維 4.8g
食塩相当量 1.6g	添加糖分 0g

4.7 点
♠ 0.5
♥ 1.0
♣ 0.1
♦ 3.1

パン80g

ハム野菜サンド　454 kcal
1個 150g あたり
たんぱく質 19.2g	カリウム 306mg
脂質 20.7g	コレステロール 48mg
炭水化物 48.1g	食物繊維 2.3g
食塩相当量 3.2g	添加糖分 0g

5.7 点
♠ 0
♥ 1.7
♣ +
♦ 4.0

パン80g

外食編 喫茶

喫茶

飲み物にプラスするもの

- 砂糖 小さじ1 (3g)
  12kcal 0.2点
  食塩相当量 0g

- クリーム 小さじ1 (5g)
  12kcal 0.2点
  食塩相当量 微量

- 牛乳 ½カップ分
  70kcal 0.9点
  食塩相当量 0.1g

デザート

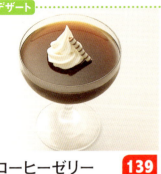

コーヒーゼリー 139kcal
たんぱく質 2.4g　カリウム 77mg　1.7点
脂質 7.4g　コレステロール 18mg　♥0
炭水化物 15.5g　食物繊維 0.1g　♣0
食塩相当量 0g　添加糖分 12.3g　◆1.7

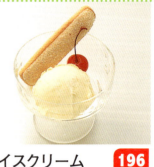

アイスクリーム 196kcal
たんぱく質 3.2g　カリウム 137mg　2.5点
脂質 10.3g　コレステロール 27mg　♥0
炭水化物 22.6g　食物繊維 0.1g　♣+
食塩相当量 0.2g　添加糖分 12.0g　◆2.5

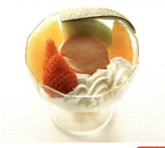

プリンアラモード 219kcal
たんぱく質 5.8g　カリウム 276mg　2.7点
脂質 11.3g　コレステロール 144mg　♥0
炭水化物 23.8g　食物繊維 0.5g　♣0.2
食塩相当量 0.2g　添加糖分 11.4g　◆2.5

飲み物

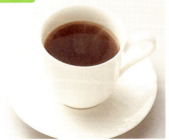

コーヒー 7kcal
180mlあたり
たんぱく質 0.4g　カリウム 117mg　0.1点
脂質 0g　コレステロール 0mg　♥0
炭水化物 1.3g　食物繊維 0g　♣0
食塩相当量 0g　添加糖分 0g　◆0.1
※砂糖含まず

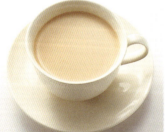

ミルクティー 71kcal
200mlあたり (牛乳:紅茶＝1:1)
たんぱく質 3.6g　カリウム 166mg　0.9点
脂質 4.0g　コレステロール 13mg　♥0.9
炭水化物 5.1g　食物繊維 0g　♣0
食塩相当量 0.1g　添加糖分 0g　◆0
※砂糖含まず

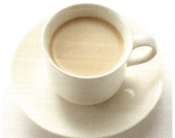

カフェオレ 74kcal
200mlあたり (牛乳:コーヒー＝1:1)
たんぱく質 3.7g　カリウム 223mg　0.9点
脂質 4.0g　コレステロール 13mg　♥0.9
炭水化物 5.7g　食物繊維 0g　♣0
食塩相当量 0.1g　添加糖分 0g　◆0.1
※砂糖含まず

ミルクココア 203kcal
たんぱく質 8.0g　カリウム 483mg　2.5点
脂質 9.3g　コレステロール 25mg　♥1.8
炭水化物 24.5g　食物繊維 1.4g　♣0
食塩相当量 0.2g　添加糖分 12.0g　◆0.8
※砂糖 12g (大さじ1⅓) 含む

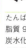

外食編 喫茶

ケーキ

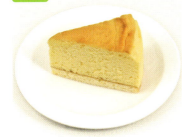

チーズケーキ 258 kcal

- たんぱく質 3.6g
- 脂質 20.0g
- 炭水化物 15.1g
- 食塩相当量 0.2g
- カリウム 46mg
- コレステロール 77mg
- 食物繊維 0.1g
- 添加糖分 8.3g

3.2 点
♥ 0
● 0
♣ 0
♦ 3.2

1個 90g

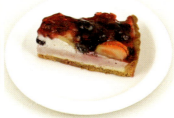

ベリーのタルト 263 kcal

- たんぱく質 3.4g
- 脂質 16.3g
- 炭水化物 25.8g
- 食塩相当量 0.1g
- カリウム 107mg
- コレステロール 50mg
- 食物繊維 1.8g
- 添加糖分 12.5g

3.3 点
♥ 0
● 0
♣ 0.2
♦ 3.1

1個 120g

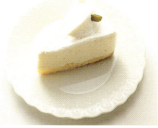

レアチーズケーキ 297 kcal

- たんぱく質 5.0g
- 脂質 24.4g
- 炭水化物 13.6g
- 食塩相当量 0.2g
- カリウム 81mg
- コレステロール 115mg
- 食物繊維 0g
- 添加糖分 10.9g

3.7 点
♥ 0
● 0
♣ 0
♦ 3.7

1個 80g

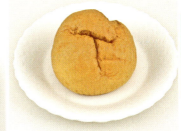

シュークリーム 303 kcal

- たんぱく質 6.3g
- 脂質 19.7g
- 炭水化物 22.3g
- 食塩相当量 0.2g
- カリウム 107mg
- コレステロール 238mg
- 食物繊維 0.3g
- 添加糖分 10.0g

3.8 点
♥ 0
● 0
♣ 0
♦ 3.8

1個 100g

かぼちゃのタルト 343 kcal

- たんぱく質 5.6g
- 脂質 23.5g
- 炭水化物 26.1g
- 食塩相当量 0.1g
- カリウム 276mg
- コレステロール 163mg
- 食物繊維 2.0g
- 添加糖分 7.9g

4.3 点
♥ 0
● 0
♣ +
♦ 4.3

1個 100g

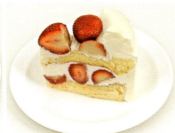

ショートケーキ 446 kcal

- たんぱく質 5.1g
- 脂質 33.7g
- 炭水化物 28.6g
- 食塩相当量 0.2g
- カリウム 223mg
- コレステロール 182mg
- 食物繊維 1.4g
- 添加糖分 12.8g

5.6 点
♥ 0
● 0
♣ 0.3
♦ 5.3

1個 175g

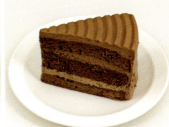

チョコレートケーキ 450 kcal

- たんぱく質 5.8g
- 脂質 30.6g
- 炭水化物 35.1g
- 食塩相当量 0.1g
- カリウム 200mg
- コレステロール 153mg
- 食物繊維 1.4g
- 添加糖分 16.0g

5.6 点
♥ 0
● 0
♣ 0
♦ 5.6

1個 135g

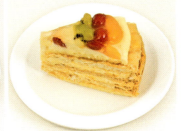

ミルフィーユ 510 kcal

- たんぱく質 6.7g
- 脂質 30.7g
- 炭水化物 48.9g
- 食塩相当量 0.3g
- カリウム 204mg
- コレステロール 242mg
- 食物繊維 1.3g
- 添加糖分 17.7g

6.4 点
♥ 0
● 0
♣ 0.3
♦ 6.1

1個 160g

甘味

甘味の材料データ

- アイスクリーム 30g
64kcal 0.8点
食塩相当量 0.1g

- あんみつのあん 30g
73kcal 0.9点
食塩相当量 微量

- 白玉 1個(10g)
18kcal 0.2点
食塩相当量 0g

- 黒みつ 大さじ1
52kcal 0.7点
食塩相当量 微量

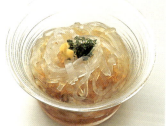

ところてん 17 kcal

たんぱく質 0.7g	カリウム 29mg	0.2点
脂質 0.2g	コレステロール 0g	♥0
炭水化物 3.3g	食物繊維 0.7g	♣+
食塩相当量 0.8g	添加糖分 1.5g	♦0.2

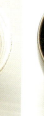

みつ豆 186 kcal

たんぱく質 3.2g	カリウム 366mg	2.3点
脂質 0.3g	コレステロール 0mg	♥0
炭水化物 44.4g	食物繊維 3.9g	♣+
食塩相当量 0.1g	添加糖分 23.7g	♦2.3

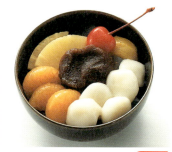

白玉あんみつ 272 kcal

たんぱく質 3.8g	カリウム 279mg	3.4点
脂質 0.5g	コレステロール 0mg	♥0
炭水化物 63.5g	食物繊維 3.6g	♣+
食塩相当量 0.1g	添加糖分 33.1g	♦3.4

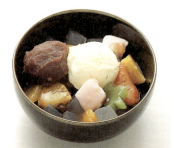

クリームあんみつ 322 kcal

たんぱく質 5.9g	カリウム 462mg	4.0点
脂質 4.1g	コレステロール 10mg	♥0
炭水化物 67.3g	食物繊維 5.6g	♣+
食塩相当量 0.2g	添加糖分 41.7g	♦4.0

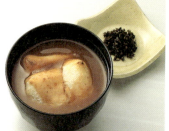

おしるこ 342 kcal

たんぱく質 7.0g	カリウム 75mg	4.3点
脂質 0.6g	コレステロール 0mg	♥0
炭水化物 76.7g	食物繊維 4.1g	♣+
食塩相当量 0.4g	添加糖分 33.7g	♦4.3

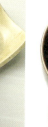

小倉白玉 358 kcal

たんぱく質 6.3g	カリウム 342mg	4.5点
脂質 0.8g	コレステロール 0mg	♥0
炭水化物 81.5g	食物繊維 4.5g	♣+
食塩相当量 0.2g	添加糖分 41.7g	♦4.5

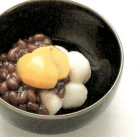

ぜんざい 363 kcal

たんぱく質 7.1g	カリウム 376mg	4.5点
脂質 0.8g	コレステロール 0mg	♥0
炭水化物 81.5g	食物繊維 5.1g	♣+
食塩相当量 0.4g	添加糖分 37.7g	♦4.5

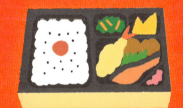
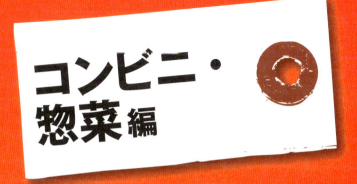

コンビニ・惣菜編

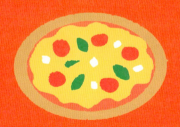

手軽に、便利に利用できるメニューを集めました。
デリカテッセンや宅配メニュー、
コンビニやスーパーの惣菜や弁当、パン、デザートなどさまざま。
どの商品も改変サイクルが早いので、
エネルギーなどの数値はおよその目安として考え、
メニュー選びの参考にしてください。

- 掲載のメニューはいずれも市販されている商品を集め、計量して独自に栄養計算しました。
- エネルギー量点数の「+」は、微量または数値を明確に算出できないが、含まれていると考えられることを表わします。

コンビニ弁当を賢く楽しむ 食べ方ガイド

手軽に利用できて便利ですが、エネルギーや塩分、野菜の量が気になります。栄養バランスの整う弁当選びのコツ、食べ方のくふうを紹介します。

ハンバーグ弁当
908 kcal　塩分 3.5 g

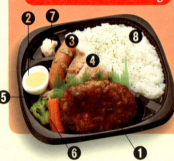

揚げ物は入っていませんが、味つけが濃く、ごはんのおかずになるものばかりでボリュームがあります。メタボを気にしている人は、エネルギーと塩分を下げるくふうが必要です。

番号	材料名（料理名）	エネルギー	塩分	たんぱく質
❶	ハンバーグ（ソース込み）95 g	213 kcal	1.3 g	12.4 g
❷	ゆで卵 25 g	38 kcal	0.1 g	3.2 g
❸	ウインナ（マスタードつき）33 g	103 kcal	0.7 g	4.2 g
❹	チキンソテー 43 g	102 kcal	0.5 g	8.3 g
❺	スパゲティ 30 g	65 kcal	0.5 g	1.7 g
❻	温野菜（ブロッコリー、にんじん）17 g	6 kcal	0.1 g	0.4 g
❼	ポテトサラダ 8 g	11 kcal	0.2 g	0.1 g
❽	ごはん（パセリつき）220 g	370 kcal	0.1 g	5.5 g
	合計	908 kcal	3.5 g	35.8 g

エネルギーを下げる方法

スパゲティやごはんを減らす
…血糖値が高め、中性脂肪が高めの人は、血糖値や中性脂肪を上げる炭水化物を中心に控えます。
- スパゲティを残し、ごはんを 1/3 残す ➡ − 185 kcal
- スパゲティを残し、ごはんを 1/2 残す ➡ − 246 kcal

肉のおかずを減らす
…生活習慣病予防は必要だが、ごはんは食べたい人は、動物性脂肪の肉のおかずを中心に減らします。
- ハンバーグを 1/3 残す ➡ − 71 kcal
- ハンバーグを 1/2 残す ➡ − 109 kcal
- チキンソテーの皮を控える ➡ 皮 10 g として − 50 kcal
- ウインナソーセージを 1/2 残す ➡ − 52 kcal

ゆで卵を控える
- コレステロールを多く含むゆで卵を残す ➡ − 39 kcal

塩分を 3 g 以下にする方法

塩分の多いおかずを少しずつ減らす
- ハンバーグを 1/2、チキンソテーの皮、ウインナソーセージを 1/2 残す ➡ 塩分 − 1.4 g
- スパゲティを全量、ハンバーグを 1/3、チキンソテーの皮を残す ➡ 塩分 − 1.1 g

幕の内弁当

751 kcal　塩分 3.4 g

いろいろなおかずが入っているわりに、野菜のおかずが少ないことも。かぼちゃやにんじんなどビタミン類が豊富な野菜の煮物や、青菜のおかずが入っている弁当がおすすめです。

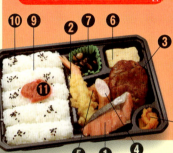

エネルギーを下げる方法

ごはんやコロッケを減らす
…血糖値が高め、中性脂肪が高めの人は、血糖値や中性脂肪を上げる炭水化物を中心に控えます。
- ごはんを1/3残す ➡ − 138 kcal
- ごはんを1/4残す ➡ − 103 kcal
- コロッケを残す ➡ − 56 kcal

揚げ物、肉や卵のおかずを控える
…生活習慣病予防は必要だが、ごはんは食べたい人は、脂肪やコレステロールの多いおかずを減らします。
- コロッケとエビ天ぷらを残す ➡ − 105 kcal
- ウインナソーセージと卵焼きを残す ➡ − 54 kcal

塩分を下げる方法

ごはんと梅干しを減らす
…コンビニ弁当のごはんには、ナトリウムを含んでいるものもあるため、ごはんを減らすと若干塩分も減ります。
- ごはんを1/3減らし、梅干しを残す ➡ 塩分− 1.1 g

番号	材料名（料理名）	エネルギー	塩分	たんぱく質
❶	塩ザケ 20 g	42 kcal	0.4 g	4.7 g
❷	エビ天ぷら 17 g	49 kcal	0.1 g	2.7 g
❸	ハンバーグ（ソース込み） 45 g	93 kcal	0.6 g	5.5 g
❹	ウインナソーセージ 9 g	29 kcal	0.2 g	1.2 g
❺	コロッケ 28 g	62 kcal	0.2 g	1.2 g
❻	卵焼き 15 g	23 kcal	0.2 g	1.6 g
❼	ひじきの煮物 10 g	25 kcal	0.4 g	1.4 g
❽	漬け物 3 g	1 kcal	0.1 g	0.1 g
❾	ごはん 250 g	420 kcal	0.2 g	6.3 g
❿	ごま 1 g	6 kcal	0 g	0.2 g
⓫	梅干し 4 g	1 kcal	1.0 g	0 g
	合計	751 kcal	3.4 g	24.9 g

少量でも高エネルギー、高塩分のおかず

おかずの種類	エネルギー	塩分
スパゲティナポリタン 30 g	70 kcal	0.5 g
マカロニサラダ 15 g	36 kcal	0.2 g
きんぴらごぼう 15 g	27 kcal	0.4 g
高菜漬け 5 g	2 kcal	0.3 g
大根の漬物 5 g	2 kcal	0.2 g

惣菜・デリ（主菜）

デパートなどで販売している惣菜で、計り売りのもの。主菜なら1人分は150g前後。探せばなんでもある充実ぶりですが、家庭で作るよりかなり割高です。副菜は油をあまり使わずに作れる緑黄色野菜中心のおかずにして、ビタミン、ミネラル類などを補いましょう。

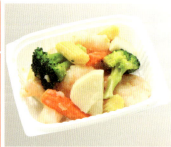

八宝菜 146 kcal
1パック 150g あたり
- たんぱく質 10.1g
- 脂質 6.5g
- 炭水化物 11.8g
- 食塩相当量 1.5g
- カリウム 430mg
- コレステロール 72mg
- 食物繊維 3.0g
- 添加糖分 0g

1.8 点
♥ 0
♦ 0.4
♣ 0.5
◆ 0.9

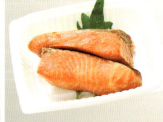

西京焼き（サケ） 171 kcal
1パック 100g あたり
- たんぱく質 27.1g
- 脂質 5.0g
- 炭水化物 2.2g
- 食塩相当量 1.4g
- カリウム 436mg
- コレステロール 71mg
- 食物繊維 0.2g
- 添加糖分 2.0g

2.1 点
♥ 0
♦ 2.0
♣ +
◆ 0.1

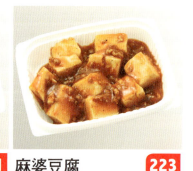

麻婆豆腐 223 kcal
1パック 150g あたり
- たんぱく質 11.6g
- 脂質 14.6g
- 炭水化物 8.9g
- 食塩相当量 1.9g
- カリウム 402mg
- コレステロール 15mg
- 食物繊維 1.4g
- 添加糖分 0.6g

2.8 点
♥ 0
♦ 1.4
♣ 0.2
◆ 1.2

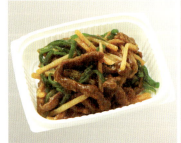

青椒肉絲 232 kcal
1パック 150g あたり
- たんぱく質 13.6g
- 脂質 15.3g
- 炭水化物 8.3g
- 食塩相当量 1.7g
- カリウム 433mg
- コレステロール 42mg
- 食物繊維 1.8g
- 添加糖分 1.0g

2.9 点
♥ 0
♦ 1.6
♣ 0.2
◆ 1.1

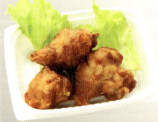

から揚げ 259 kcal
1パック 100g あたり
- たんぱく質 17.4g
- 脂質 16.6g
- 炭水化物 6.4g
- 食塩相当量 1.5g
- カリウム 345mg
- コレステロール 89mg
- 食物繊維 0.1g
- 添加糖分 0g

3.2 点
♥ +
♦ 2.6
♣ +
◆ 0.7

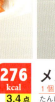

エビチリ 276 kcal
1パック 150g あたり
- たんぱく質 19.2g
- 脂質 16.5g
- 炭水化物 9.8g
- 食塩相当量 1.9g
- カリウム 341mg
- コレステロール 151mg
- 食物繊維 0.6g
- 添加糖分 0g

3.4 点
♥ 1.0
♦ 0.1
♣ 2.4

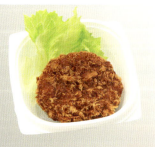

メンチカツ 285 kcal
1個 60g あたり
- たんぱく質 12.4g
- 脂質 19.1g
- 炭水化物 14.3g
- 食塩相当量 0.8g
- カリウム 271mg
- コレステロール 74mg
- 食物繊維 1.3g
- 添加糖分 0g

3.6 点
♥ 0.2
♦ 1.5
♣ 0.2
◆ 1.6

コンビニ・惣菜編

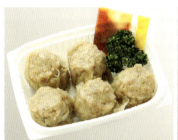

シューマイ
5個 150g あたり **300 kcal**
- たんぱく質 18.5g
- 脂質 15.1g
- 炭水化物 20.5g
- 食塩相当量 2.7g
- カリウム 463mg
- コレステロール 62mg
- 食物繊維 1.8g
- 添加糖分 0.8g

3.8点
♥ 0
♠ 2.5
♣ 0.2
♦ 1.1

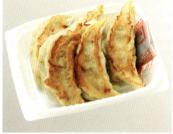

ギョーザ
5個 150g あたり **323 kcal**
- たんぱく質 11.6g
- 脂質 16.4g
- 炭水化物 28.8g
- 食塩相当量 2.6g
- カリウム 399mg
- コレステロール 27mg
- 食物繊維 2.5g
- 添加糖分 0g

4.0点
♥ 0
♠ 1.0
♣ 0.2
♦ 2.8

※たれ含む

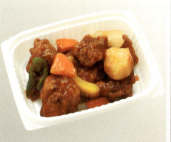

酢豚
1パック 150g あたり **330 kcal**
- たんぱく質 15.2g
- 脂質 19.4g
- 炭水化物 20.9g
- 食塩相当量 1.8g
- カリウム 511mg
- コレステロール 52mg
- 食物繊維 1.5g
- 添加糖分 9.0g

4.1点
♥ 0
♠ 2.4
♣ 0.2
♦ 1.5

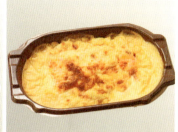

グラタン
1パック 180g あたり **334 kcal**
- たんぱく質 14.2g
- 脂質 16.2g
- 炭水化物 31.3g
- 食塩相当量 2.2g
- カリウム 284mg
- コレステロール 55mg
- 食物繊維 1.5g
- 添加糖分 0g

4.2点
♥ 1.5
♠ 0.2
♣ 0.2
♦ 2.4

肉団子
3個 150g あたり **365 kcal**
- たんぱく質 20.0g
- 脂質 24.5g
- 炭水化物 12.9g
- 食塩相当量 1.6g
- カリウム 504mg
- コレステロール 64mg
- 食物繊維 1.3g
- 添加糖分 2.0g

4.6点
♥ 0
♠ 3.4
♣ 0.5
♦ 0.6

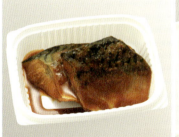

サバみそ煮
2切れ 120g あたり **376 kcal**
- たんぱく質 26.7g
- 脂質 21.0g
- 炭水化物 14.1g
- 食塩相当量 2.2g
- カリウム 468mg
- コレステロール 73mg
- 食物繊維 0.7g
- 添加糖分 9.6g

4.7点
♥ 0
♠ 3.7
♣ 0
♦ 1.0

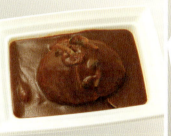

ハンバーグ
1パック 230g あたり **550 kcal**
- たんぱく質 31.9g
- 脂質 38.0g
- 炭水化物 16.4g
- 食塩相当量 3.1g
- カリウム 722mg
- コレステロール 173mg
- 食物繊維 1.9g
- 添加糖分 0g

6.9点
♥ 0.4
♠ 5.1
♣ 0.3
♦ 1.1

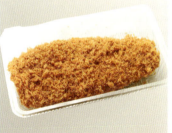

豚カツ
1枚 160g あたり **667 kcal**
- たんぱく質 35.3g
- 脂質 49.3g
- 炭水化物 14.1g
- 食塩相当量 1.4g
- カリウム 546mg
- コレステロール 165mg
- 食物繊維 0.7g
- 添加糖分 0g

8.3点
♥ 0.3
♠ 5.3
♣ 0.2
♦ 2.8

惣菜・デリ（主菜）

惣菜・デリ（副菜）

副菜になるおかずの1人分の目安は100g前後。和風のおかずは、塩分や糖分は多くなりがちですが、乾物や根菜を使っていて食物繊維やミネラル類が期待できます。サラダはドレッシング別添えのものを選べば、かけるドレッシングの量でエネルギーを調節できます。

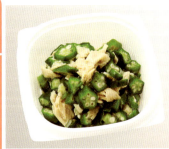

オクラのねばねばサラダ　52 kcal
1パック 100g あたり　0.6 点
- たんぱく質 4.0g
- 脂質 1.7g
- 炭水化物 5.5g
- 食塩相当量 0.9g
- カリウム 227mg
- コレステロール 0mg
- 食物繊維 3.2g
- 添加糖分 0.7g
- ♠ 0
- ♥ 0.3
- ♣ 0.2
- ♦ 0.1

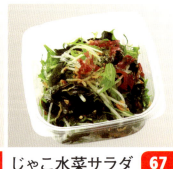

じゃこ水菜サラダ　67 kcal
1パック 200g あたり　0.8 点
- たんぱく質 4.4g
- 脂質 2.4g
- 炭水化物 8.5g
- 食塩相当量 0.6g
- カリウム 642mg
- コレステロール 20mg
- 食物繊維 4.2g
- 添加糖分 0g
- ♠ 0
- ♥ 0.1
- ♣ 0.5
- ♦ 0.2

※ドレッシング含まず

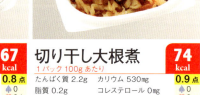

切り干し大根煮　74 kcal
1パック 100g あたり　0.9 点
- たんぱく質 2.2g
- 脂質 0.2g
- 炭水化物 15.2g
- 食塩相当量 1.3g
- カリウム 530mg
- コレステロール 0mg
- 食物繊維 3.6g
- 添加糖分 3.0g
- ♠ 0
- ♥ 0
- ♣ 0.6
- ♦ 0.4

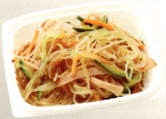

きんぴらごぼう　99 kcal
1パック 100g あたり　1.2 点
- たんぱく質 1.9g
- 脂質 4.6g
- 炭水化物 11.4g
- 食塩相当量 1.4g
- カリウム 254mg
- コレステロール 0mg
- 食物繊維 3.0g
- 添加糖分 3.0g
- ♠ 0
- ♥ 0
- ♣ 0.4
- ♦ 0.8

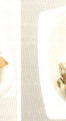

春雨サラダ　105 kcal
1パック 100g あたり　1.3 点
- たんぱく質 2.4g
- 脂質 5.5g
- 炭水化物 11.3g
- 食塩相当量 1.2g
- カリウム 116mg
- コレステロール 4mg
- 食物繊維 0.9g
- 添加糖分 0.5g
- ♠ 0
- ♥ 0.2
- ♣ 0.1
- ♦ 1.0

白あえ　108 kcal
1パック 100g あたり　1.4 点
- たんぱく質 6.7g
- 脂質 4.5g
- 炭水化物 9.8g
- 食塩相当量 1.3g
- カリウム 316mg
- コレステロール 0mg
- 食物繊維 1.8g
- 添加糖分 5.0g
- ♠ 0
- ♥ 0.7
- ♣ 0.1
- ♦ 0.5

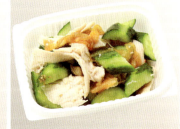

蒸し鶏のサラダ　114 kcal
1パック 100g あたり　1.4 点
- たんぱく質 13.5g
- 脂質 5.6g
- 炭水化物 2.0g
- 食塩相当量 0.9g
- カリウム 298mg
- コレステロール 42mg
- 食物繊維 0.7g
- 添加糖分 0g
- ♠ 0
- ♥ 0.8
- ♣ 0.1
- ♦ 0.6

コンビニ・惣菜編

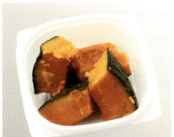

かぼちゃ煮 122 kcal
1パック 100gあたり　1.5点
- たんぱく質 2.3g
- 脂質 0.3g
- 炭水化物 27.5g
- 食塩相当量 0.5g
- カリウム 507mg
- コレステロール 0mg
- 食物繊維 3.5g
- 添加糖分 6.0g

♥ 0　● 0　♣ 1.1　♦ 0.4

ひじき煮 122 kcal
1パック 100gあたり　1.5点
- たんぱく質 6.9g
- 脂質 5.3g
- 炭水化物 15.0g
- 食塩相当量 2.0g
- カリウム 825mg
- コレステロール 2mg
- 食物繊維 6.8g
- 添加糖分 2.3g

♥ 0　● 0.9　♣ 0.4　♦ 0.2

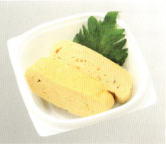

だし巻き卵 145 kcal
1パック 100gあたり　1.8点
- たんぱく質 9.7g
- 脂質 8.7g
- 炭水化物 5.3g
- 食塩相当量 1.1g
- カリウム 126mg
- コレステロール 323mg
- 食物繊維 0.1g
- 添加糖分 4.6g

♥ 1.5　● 0　♣ +　♦ 0.4

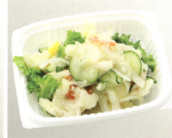

ポテトサラダ 149 kcal
1パック 100gあたり　1.9点
- たんぱく質 1.4g
- 脂質 10.4g
- 炭水化物 12.4g
- 食塩相当量 0.9g
- カリウム 313mg
- コレステロール 9mg
- 食物繊維 1.2g
- 添加糖分 0g

♥ 0　● 0.7　♣ 0　♦ 1.2

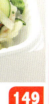

惣菜・デリ（副菜）

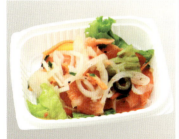

スモークサーモンマリネ 156 kcal
1パック 100gあたり　2.0点
- たんぱく質 13.3g
- 脂質 9.3g
- 炭水化物 3.7g
- 食塩相当量 2.0g
- カリウム 206mg
- コレステロール 25mg
- 食物繊維 0.8g
- 添加糖分 0g

♥ 0　● 1.1　♣ 0.2　♦ 0.7

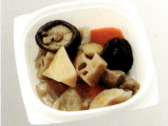

筑前煮 163 kcal
1パック 100gあたり　2.0点
- たんぱく質 9.2g
- 脂質 3.8g
- 炭水化物 25.7g
- 食塩相当量 1.2g
- カリウム 657mg
- コレステロール 18mg
- 食物繊維 6.3g
- 添加糖分 6.0g

♥ 0　● 0.4　♣ 0.9　♦ 0.8

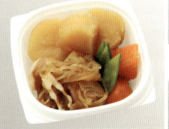

肉じゃが 206 kcal
1パック 100gあたり　2.6点
- たんぱく質 5.7g
- 脂質 8.2g
- 炭水化物 25.9g
- 食塩相当量 1.4g
- カリウム 566mg
- コレステロール 14mg
- 食物繊維 2.4g
- 添加糖分 6.0g

♥ 1.0　● 1.0　♣ 0　♦ 0.6

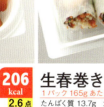

生春巻き 209 kcal
1パック 165gあたり　2.6点
- たんぱく質 13.7g
- 脂質 2.0g
- 炭水化物 33.9g
- 食塩相当量 2.0g
- カリウム 267mg
- コレステロール 60mg
- 食物繊維 0.9g
- 添加糖分 8.8g

♥ 0　● 0.9　♣ 0.1　♦ 1.6

※添付のスイートチリソース含む

デリバリーピザ

ピザはチーズからカルシウム、ビタミンB₂などは期待できますが、高エネルギーなので要注意。トッピングはベーコンやサラミより、シーフードや野菜のほうが低エネルギーです。ピザ生地はパン生地のような厚いフカフカしたタイプより、薄いクリスピータイプが低エネルギーでおすすめです。サイドメニューのサラダは、ドレッシングを控えめに。

ピザ生地とチーズのデータ

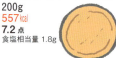

- **ピザ生地**
  （パン生地タイプ、Mサイズ1枚分）
  200g
  557kcal
  7.2点
  食塩相当量 1.8g

- **チーズ**
  （トッピング用、Mサイズ1枚分）
  120g
  474kcal 5.9点
  食塩相当量 2.4g

ピザ

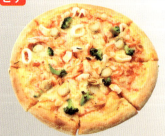

シーフード　**141 kcal**
Mサイズ ⅛切れあたり
たんぱく質 8.2g　カリウム 88mg　**1.8点**
脂質 5.0g　コレステロール 13mg　♥0.7
炭水化物 15.0g　食物繊維 0.8g　●0.1
食塩相当量 0.6g　添加糖分 0.3g　♣+
　　　　　　　　　　　　　　　　♦1.0
Mサイズ1枚505g

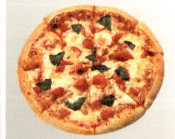

マルゲリータ　**144 kcal**
Mサイズ ⅛切れあたり
たんぱく質 7.3g　カリウム 74mg　**1.8点**
脂質 5.6g　コレステロール 3mg　♥0.8
炭水化物 15.4g　食物繊維 0.8g　●0
食塩相当量 0.5g　添加糖分 0.3g　♣+
　　　　　　　　　　　　　　　　♦1.0
Mサイズ1枚465g

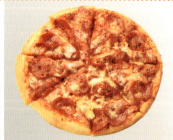

サラミ　**148 kcal**
Mサイズ ⅛切れあたり
たんぱく質 7.0g　カリウム 73mg　**1.9点**
脂質 6.3g　コレステロール 6mg　♥0.6
炭水化物 15.0g　食物繊維 0.7g　●0.3
食塩相当量 0.7g　添加糖分 0.3g　♣+
　　　　　　　　　　　　　　　　♦1.0
Mサイズ1枚495g

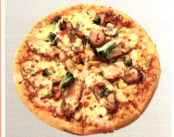

照り焼きチキン　**218 kcal**
Mサイズ ⅛切れあたり
たんぱく質 9.2g　カリウム 132mg　**2.7点**
脂質 11.8g　コレステロール 20mg　♥0.7
炭水化物 17.9g　食物繊維 1.3g　●0.3
食塩相当量 1.0g　添加糖分 1.3g　♣0.1
　　　　　　　　　　　　　　　　♦1.7
Mサイズ1枚680g

サイドメニュー

シーザーサラダ　**187 kcal**
1パック 135g あたり
たんぱく質 3.9g　カリウム 224mg　**2.3点**
脂質 15.7g　コレステロール 27mg　♥0.3
炭水化物 7.8g　食物繊維 1.4g　●0
食塩相当量 1.0g　添加糖分 0.2g　♣0.2
　　　　　　　　　　　　　　　　♦1.9
※ドレッシング、クルトン含む

ポテトフライ（皮つき）　**233 kcal**
1パック 150g あたり
たんぱく質 2.6g　カリウム 672mg　**2.9点**
脂質 11.6g　コレステロール 0mg　♥0
炭水化物 29.7g　食物繊維 2.2g　●0
食塩相当量 1.2g　添加糖分 0g　♣1.4
　　　　　　　　　　　　　　　　♦1.5
※ケチャップ含む

宅配弁当

宅配弁当はコンビニやスーパーの弁当よりも見た目にボリュームがありますが、野菜のおかずの種類が多めで栄養のバランスが比較的ととのっています。主菜が焼き魚や煮魚のものは揚げ物のものに比べてエネルギー控えめですが、副菜にマカロニサラダやスパゲティなどのおかずが入っていると、弁当全体では高エネルギーになります。

宅配弁当のごはんのデータ

- ごはん普通盛り 200g
 336kcal 4.2点
 食塩相当量 0g

- ごはん大盛り 300g
 504kcal 6.3点
 食塩相当量 0g

コンビニ・惣菜編

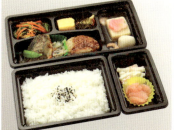

幕の内弁当 661kcal
たんぱく質 31.5g　カリウム 798mg　8.3点
脂質 14.7g　コレステロール 147mg　♠0.3 ♥2.0
炭水化物 95.3g　食物繊維 3.0g　♣0.3
食塩相当量 2.7g　添加糖分 4.7g　♦5.7
ごはん200g

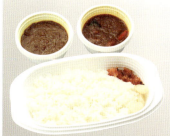

カレーライス弁当 715kcal
たんぱく質 15.7g　カリウム 557mg　8.9点
脂質 19.6g　コレステロール 22mg　♠0 ♥0.6
炭水化物 113.8g　食物繊維 3.3g　♣0.5
食塩相当量 3.1g　添加糖分 0g　♦7.8
ごはん255g

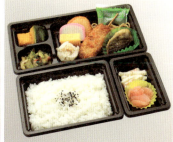

和風弁当 842kcal
たんぱく質 28.4g　カリウム 671mg　10.5点
脂質 27.6g　コレステロール 138mg　♠0.4 ♥2.1
炭水化物 113.8g　食物繊維 3.2g　♣0.5
食塩相当量 3.6g　添加糖分 3.0g　♦7.7
ごはん200g

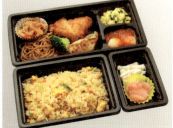

中国風弁当 871kcal
たんぱく質 28.4g　カリウム 715mg　10.9点
脂質 37.2g　コレステロール 227mg　♠0.7
炭水化物 98.3g　食物繊維 2.9g　♣0.2
食塩相当量 4.0g　添加糖分 0.5g　♦8.0
チャーハン190g

洋風弁当 906kcal
たんぱく質 31.3g　カリウム 809mg　11.3点
脂質 34.9g　コレステロール 216mg　♠0.6 ♥1.9
炭水化物 110.3g　食物繊維 2.6g　♣0.4
食塩相当量 3.1g　添加糖分 0g　♦8.4
ごはん200g

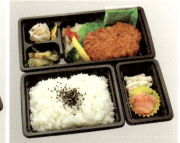

豚カツ弁当 1162kcal
たんぱく質 34.7g　カリウム 708mg　14.5点
脂質 50.2g　コレステロール 136mg　♠0.3 ♥3.4
炭水化物 133.6g　食物繊維 3.1g　♣0.3
食塩相当量 2.7g　添加糖分 0.3g　♦10.5
ごはん大盛り300g

コンビニ・スーパー（弁当・丼）

弁当と丼物のごはんの量は茶わん2杯分（200〜250g）のものが多い。コンビニのごはんには塩分を含んでいることがあるので、パッケージの栄養表示を参考にしてエネルギーや塩分が控えめなもの、野菜を多く使っているもの、あればミニサイズを選びたい。最近は、購入後電子レンジ加熱で仕上げ調理するタイプもあり、でき立てのあつあつが食べられます。

丼のごはんのデータ

● 普通サイズの丼物 250g
413kcal
5.2点
食塩相当量 0.2g

● ミニサイズの丼物 150g
248kcal 3.1点
食塩相当量 0.1g

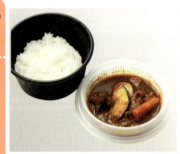

カレーライス 491kcal
1食分 350g あたり　6.1点
たんぱく質 12.3g　カリウム 401mg
脂質 11.1g　コレステロール 23mg ♠0
炭水化物 82.3g　食物繊維 2.8g ♥0.7
食塩相当量 3.0g　添加糖分 0g ♣0.4
　　　　　　　　　　　　　　♦5.1
ごはん 180g

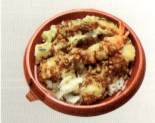

天丼（ミニサイズ） 512kcal
1食分 260g あたり　6.4点
たんぱく質 12.1g　カリウム 273mg
脂質 13.2g　コレステロール 72mg ♠0.1
炭水化物 80.7g　食物繊維 1.7g ♥0.3
食塩相当量 1.7g　添加糖分 5.5g ♣0.2
　　　　　　　　　　　　　　♦5.9
ごはん 150g

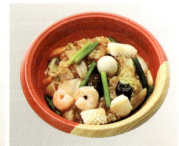

中華丼 545kcal
1食分 400g あたり　6.8点
たんぱく質 14.9g　カリウム 740mg
脂質 14.4g　コレステロール 101mg ♠0.2
炭水化物 86.9g　食物繊維 5.5g ♥0.3
食塩相当量 3.4g　添加糖分 0g ♣0.7
　　　　　　　　　　　　　　♦5.7
ごはん 200g

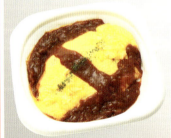

オムライス 557kcal
1食分 340g あたり　7.0点
たんぱく質 17.2g　カリウム 383mg
脂質 16.9g　コレステロール 302mg ♠1.3
炭水化物 79.1g　食物繊維 1.1g ♥0.2
食塩相当量 3.1g　添加糖分 0g ♣0.1
　　　　　　　　　　　　　　♦5.4
チキンライス 200g

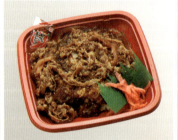

牛丼 605kcal
1食分 330g あたり　7.6点
たんぱく質 16.8g　カリウム 330mg
脂質 17.7g　コレステロール 47mg ♠2.5
炭水化物 86.3g　食物繊維 1.4g ♥0.2
食塩相当量 3.5g　添加糖分 6.0g ♣0.1
　　　　　　　　　　　　　　♦4.9
ごはん 200g

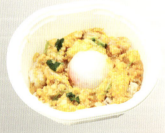

親子丼 612kcal
1食分 400g あたり　7.7点
たんぱく質 26.4g　カリウム 457mg
脂質 11.2g　コレステロール 363mg ♠1.4
炭水化物 94.6g　食物繊維 1.2g ♥0.9
食塩相当量 3.1g　添加糖分 5.0g ♣0.1
　　　　　　　　　　　　　　♦5.2
ごはん 230g

コンビニ・惣菜編

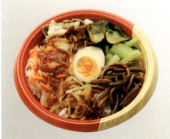

ビビンパ
1食分 350g あたり **642 kcal**
- たんぱく質 14.6g
- カリウム 411mg
- 脂質 17.2g
- コレステロール 119mg
- 炭水化物 101.4g
- 食物繊維 2.8g
- 食塩相当量 3.3g
- 添加糖分 2.8g

8.0 点
♠ 0.5
♥ 1.0
♣ 0.2
♦ 6.3

ごはん 250g

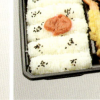
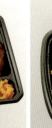

幕の内弁当
1食分 400g あたり **751 kcal**
- たんぱく質 24.4g
- カリウム 501mg
- 脂質 19.6g
- コレステロール 95mg
- 炭水化物 111.9g
- 食物繊維 2.2g
- 食塩相当量 3.4g
- 添加糖分 2.5g

9.4 点
♠ 0.3
♥ 1.3
♣ +
♦ 7.8

ごはん 250g

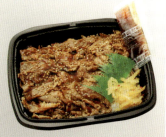

牛カルビ弁当
1食分 380g あたり **742 kcal**
- たんぱく質 16.8g
- カリウム 286mg
- 脂質 20.5g
- コレステロール 39mg
- 炭水化物 114.5g
- 食物繊維 1.2g
- 食塩相当量 2.8g
- 添加糖分 1.3g

9.3 点
♠ 0
♥ 2.7
♣ +
♦ 6.6

ごはん 300g

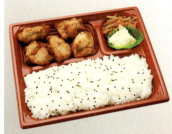

から揚げ弁当
1食分 380g あたり **802 kcal**
- たんぱく質 26.1g
- カリウム 551mg
- 脂質 29.6g
- コレステロール 134mg
- 炭水化物 100.3g
- 食物繊維 2.3g
- 食塩相当量 3.4g
- 添加糖分 1.5g

10.0 点
♠ 0.2
♥ 2.6
♣ 0.3
♦ 7.0

ごはん 225g

コンビニ・惣菜編

コンビニ・スーパー（弁当・丼）

カツ丼
1食分 390g あたり **896 kcal**
- たんぱく質 31.3g
- カリウム 546mg
- 脂質 38.9g
- コレステロール 293mg
- 炭水化物 96.0g
- 食物繊維 1.6g
- 食塩相当量 3.3g
- 添加糖分 6.0g

11.2 点
♠ 1.1
♥ 2.6
♣ 0.1
♦ 7.4

ごはん 200g

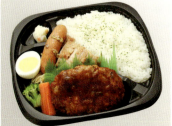

ハンバーグ弁当
1食分 480g あたり **908 kcal**
- たんぱく質 35.8g
- カリウム 638mg
- 脂質 34.9g
- コレステロール 168mg
- 炭水化物 107.9g
- 食物繊維 1.9g
- 食塩相当量 3.5g
- 添加糖分 0g

11.4 点
♠ 0.5
♥ 2.6
♣ 0.1
♦ 8.3

ごはん 220g

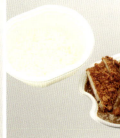

カツカレー
1食分 480g あたり **1050 kcal**
- たんぱく質 28.8g
- カリウム 553mg
- 脂質 50.3g
- コレステロール 90mg
- 炭水化物 112.2g
- 食物繊維 2.8g
- 食塩相当量 3.3g
- 添加糖分 0g

13.1 点
♠ 0.1
♥ 3.2
♣ 0.1
♦ 9.7

ごはん 240g

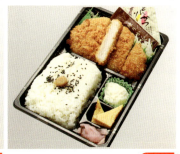

豚カツ弁当
1食分 560g あたり **1421 kcal**
- たんぱく質 45.0g
- カリウム 884mg
- 脂質 68.9g
- コレステロール 205mg
- 炭水化物 143.9g
- 食物繊維 3.4g
- 食塩相当量 4.5g
- 添加糖分 0.8g

17.8 点
♠ 0.5
♥ 4.9
♣ 0.3
♦ 12.0

ごはん 290g

コンビニ・スーパー（めん・パスタ）

コンビニエンスストアやスーパーで販売しているパスタは、ミートソースのようなオーソドックスなものだけでなく、スープパスタや生パスタなど種類が豊富です。めんの量はさまざまで、スープパスタのように少量のものもあれば、大盛りで350gも入っているものも。和風、中国風のめんは野菜がたっぷり入っているものもありますが、塩分が高いので要注意です。

めんのデータ

- ゆでスパゲティ 300g　496kcal　6.2点　食塩相当量 3.5g
- ラーメン（ゆで）160g　238kcal　3.0点　食塩相当量 0.3g
- ゆでそば 200g　269kcal　3.4点　食塩相当量 0g

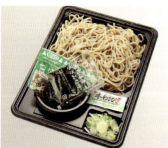

ざるそば　330kcal
1食分 270g あたり　4.1点
たんぱく質 11.2g　カリウム 184mg
脂質 2.0g　コレステロール 0mg
炭水化物 65.4g　食物繊維 4.4g
食塩相当量 2.5g　添加糖分 3.3g
♠0 ♥0 ♣0.1 ♦4.1
ゆでめん 200g

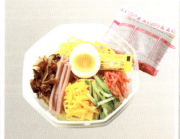

冷やし中華（ミニサイズ）　348kcal
1食分 290g あたり　4.4点
たんぱく質 15.4g　カリウム 314mg
脂質 6.1g　コレステロール 154mg
炭水化物 54.4g　食物繊維 2.7g
食塩相当量 4.2g　添加糖分 4.5g
♠0.7 ♥0 ♣0.1 ♦3.5
ゆでめん 160g

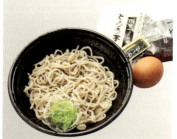

とろろそば　364kcal
1食分 400g あたり　4.6点
たんぱく質 18.6g　カリウム 379mg
脂質 7.1g　コレステロール 231mg
炭水化物 54.1g　食物繊維 3.4g
食塩相当量 3.4g　添加糖分 3.3g
♠1.0 ♥0 ♣0.3 ♦3.2
ゆでめん 190g

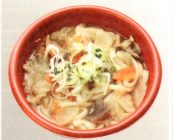

豚汁うどん　372kcal
1食分 490g あたり　4.7点
たんぱく質 16.7g　カリウム 376mg
脂質 6.7g　コレステロール 13mg
炭水化物 58.7g　食物繊維 4.0g
食塩相当量 5.6g　添加糖分 0g
♠0 ♥0.5 ♣0.3 ♦3.9
ゆでめん 235g

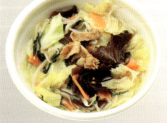

タンメン　392kcal
1食分 590g あたり　4.9点
たんぱく質 19.8g　カリウム 561mg
脂質 10.2g　コレステロール 14mg
炭水化物 53.2g　食物繊維 5.4g
食塩相当量 6.5g　添加糖分 0g
♠0.1 ♥0.5 ♣0.3 ♦4.0
ゆでめん 160g

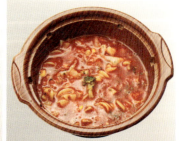

スープスパゲティ ミネストローネ　413kcal
1食分 340g あたり　5.2点
たんぱく質 11.9g　カリウム 459mg
脂質 19.0g　コレステロール 6mg
炭水化物 47.4g　食物繊維 4.6g
食塩相当量 3.7g　添加糖分 0g
♠0.1 ♥0.5 ♣0.5 ♦3.9
ゆでめん 110g

コンビニ・惣菜編

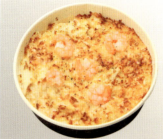

タラコとしょうゆバタースパゲティ
1食分 300g あたり
464 kcal　**5.8 点**
- たんぱく質 18.5g
- カリウム 255mg
- 脂質 9.4g
- コレステロール 64mg
- 炭水化物 73.2g
- 食物繊維 4.9g
- 食塩相当量 6.8g
- 添加糖分 0g

♥ 0　♦ 0.3　♣ 0.1　♦ 5.3

ゆでめん 220g

エビグラタン
1食分 320g あたり
516 kcal　**6.5 点**
- たんぱく質 23.9g
- カリウム 298mg
- 脂質 21.6g
- コレステロール 100mg
- 炭水化物 52.9g
- 食物繊維 2.5g
- 食塩相当量 3.9g
- 添加糖分 0g

♥ 1.8　♦ 0.4　♣ +　♦ 4.2

ゆでめん 120g

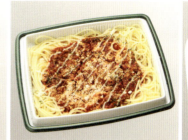

ミートソーススパゲティ
1食分 380g あたり
579 kcal　**7.2 点**
- たんぱく質 19.9g
- カリウム 329mg
- 脂質 19.7g
- コレステロール 30mg
- 炭水化物 75.7g
- 食物繊維 4.8g
- 食塩相当量 5.2g
- 添加糖分 0g

♥ 0.4　♦ 0.8　♣ 0.3　♦ 5.7

ゆでめん 210g

魚介とトマトのスパゲティ
1食分 400g あたり
581 kcal　**7.3 点**
- たんぱく質 26.2g
- カリウム 423mg
- 脂質 12.9g
- コレステロール 77mg
- 炭水化物 85.3g
- 食物繊維 5.7g
- 食塩相当量 6.4g
- 添加糖分 0g

♥ 0.2　♦ 0.6　♣ 0.3　♦ 6.2

ゆでめん 250g

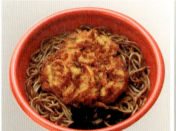

かき揚げそば
1食分 500g あたり
630 kcal　**7.9 点**
- たんぱく質 22.7g
- カリウム 412mg
- 脂質 19.9g
- コレステロール 64mg
- 炭水化物 85.6g
- 食物繊維 5.7g
- 食塩相当量 8.9g
- 添加糖分 7.3g

♥ 0.3　♦ 0.3　♣ 0.2　♦ 7.1

ゆでめん 225g

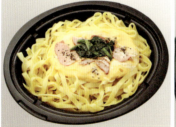

カルボナーラスパゲティ
1食分 400g あたり
633 kcal　**7.9 点**
- たんぱく質 25.6g
- カリウム 206mg
- 脂質 14.5g
- コレステロール 96mg
- 炭水化物 94.1g
- 食物繊維 5.1g
- 食塩相当量 5.4g
- 添加糖分 0g

♥ 0.7　♦ 0.5　♣ +　♦ 6.7

ゆでめん 285g

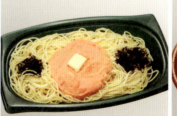

明太子スパゲティ（大盛り）
1食分 400g あたり
691 kcal　**8.6 点**
- たんぱく質 24.9g
- カリウム 116mg
- 脂質 14.4g
- コレステロール 104mg
- 炭水化物 109.1g
- 食物繊維 5.8g
- 食塩相当量 8.2g
- 添加糖分 0g

♥ 0　♦ 0.5　♣ +　♦ 8.2

ゆでめん 340g

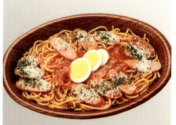

ナポリタンスパゲティ（大盛り）
1食分 450g あたり
914 kcal　**11.4 点**
- たんぱく質 29.8g
- カリウム 365mg
- 脂質 31.1g
- コレステロール 113mg
- 炭水化物 121.2g
- 食物繊維 6.8g
- 食塩相当量 10.5g
- 添加糖分 0g

♥ 0.6　♦ 1.8　♣ 0.1　♦ 9.0

ゆでめん 345g

コンビニ・スーパー（めん・パスタ）

コンビニ・スーパー（おにぎり・すし）

おにぎりはオーソドックスな大きさならば、ごはんは100gぐらいです。具はマヨネーズを使っているものやカルビ、天ぷらなどはエネルギーが高くなりますが、それ以外の具はさほどエネルギーに差はありません。ただし、塩分は高いので、おかずはうす味のものに。

おにぎりとすしのごはんのデータ

- **おにぎりのごはん**
  100g
  168kcal　2.1点
  食塩相当量 0.6g

- **助六セットの酢めし**
  155g
  264kcal　3.3点
  食塩相当量 1.2g

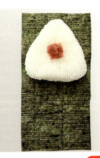

梅おにぎり　164kcal
1個100gあたり　2.1点
たんぱく質 3.2g	カリウム 81mg
脂質 0.4g	コレステロール 0mg
炭水化物 36.3g	食物繊維 1.1g
食塩相当量 1.1g	添加糖分 0g

♥ 0　♣ 0　◆ 0.1　◆ 2.0

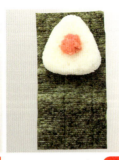

明太子おにぎり　170kcal
1個100gあたり　2.1点
たんぱく質 4.3g	カリウム 85mg
脂質 0.5g	コレステロール 14mg
炭水化物 36.3g	食物繊維 1.0g
食塩相当量 1.2g	添加糖分 0g

♥ 0　♣ 0.1　◆ 0.1　◆ 2.0

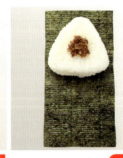

おかかおにぎり　175kcal
1個100gあたり　2.2点
たんぱく質 4.5g	カリウム 97mg
脂質 0.4g	コレステロール 3mg
炭水化物 37.2g	食物繊維 1.0g
食塩相当量 1.2g	添加糖分 0.7g

♥ 0　♣ 0.1　◆ 0.1　◆ 2.1

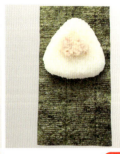

ツナマヨおにぎり　198kcal
1個105gあたり　2.5点
たんぱく質 4.2g	カリウム 87mg
脂質 3.7g	コレステロール 7mg
炭水化物 36.2g	食物繊維 1.0g
食塩相当量 1.0g	添加糖分 0g

♥ 0　♣ 0.2　◆ 0.1　◆ 2.2

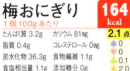

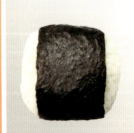

サケおにぎり　212kcal
1個120gあたり　2.7点
たんぱく質 7.8g	カリウム 142mg
脂質 2.6g	コレステロール 13mg
炭水化物 38.0g	食物繊維 1.0g
食塩相当量 1.4g	添加糖分 0g

♥ 0　♣ 0.5　◆ 0　◆ 2.1

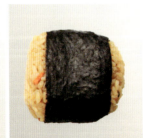

鶏五目おにぎり　213kcal
1個120gあたり　2.7点
たんぱく質 5.2g	カリウム 152mg
脂質 0.7g	コレステロール 4mg
炭水化物 44.9g	食物繊維 1.5g
食塩相当量 1.5g	添加糖分 1.3g

♥ 0　♣ 0.1　◆ 0.1　◆ 2.5

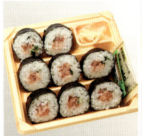

ねぎとろ巻き　343kcal
1パック200gあたり　4.3点
たんぱく質 10.3g	カリウム 197mg
脂質 4.0g	コレステロール 12mg
炭水化物 63.8g	食物繊維 4.0g
食塩相当量 3.3g	添加糖分 4.0g

♥ 0　♣ 0.7　◆ 0.1　◆ 3.5

※しょうゆ、がり、わさび含む

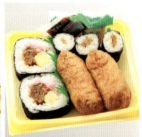

助六セット　422kcal
1パック260gあたり　5.3点
たんぱく質 12.0g	カリウム 222mg
脂質 8.4g	コレステロール 37mg
炭水化物 73.0g	食物繊維 2.3g
食塩相当量 4.6g	添加糖分 9.1g

♥ 0.2　♣ 1.1　◆ 0.1　◆ 3.9

※しょうゆ、がり含む

コンビニ・惣菜編

コンビニ・スーパー（野菜のおかず）

コンビニの惣菜は、プラスチック容器のものだけでなく、真空パックの袋入りのものが多くなり、種類もさまざまです。サラダはドレッシング別売りのことも多いので、ノンオイルドレッシングを選んでエネルギーを控えめにしたり、自分でドレッシングを作って好みの味つけで楽しむことも可能です。

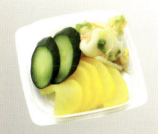

漬物3種盛り　33 kcal
1パック 75g あたり　0.4 点
- たんぱく質 1.1g
- カリウム 238mg
- 脂質 0.1g
- コレステロール 0mg
- 炭水化物 7.8g
- 食物繊維 1.7g
- 食塩相当量 1.6g
- 添加糖分 0g

♠ 0　♥ 0　♣ 0.2　♦ 0.2

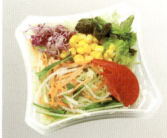

フレッシュ野菜サラダ　37 kcal
1パック 105g あたり　0.5 点
- たんぱく質 1.6g
- カリウム 258mg
- 脂質 0.3g
- コレステロール 0mg
- 炭水化物 8.2g
- 食物繊維 2.3g
- 食塩相当量 0.1g
- 添加糖分 0g

♠ 0　♥ 0　♣ 0.5　♦ 0

※ドレッシング含まず

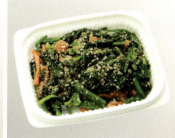

ほうれん草のごまあえ　83 kcal
1パック 85g あたり　1.0 点
- たんぱく質 3.9g
- カリウム 635mg
- 脂質 4.7g
- コレステロール 0mg
- 炭水化物 8.4g
- 食物繊維 3.5g
- 食塩相当量 1.0g
- 添加糖分 3.0g

♠ 0　♥ 0　♣ 0.2　♦ 0.8

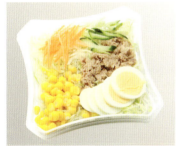

ツナコーンサラダ　100 kcal
1パック 150g あたり　1.3 点
- たんぱく質 7.7g
- カリウム 271mg
- 脂質 4.7g
- コレステロール 112mg
- 炭水化物 7.3g
- 食物繊維 0.9g
- 食塩相当量 0.4g
- 添加糖分 0.2g

♠ 0.5　♥ 0.4　♣ 0.4　♦ 0

※ドレッシング含まず

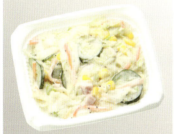

コールスローサラダ　187 kcal
1パック 125g あたり　2.3 点
- たんぱく質 2.8g
- カリウム 134mg
- 脂質 16.7g
- コレステロール 31mg
- 炭水化物 6.5g
- 食物繊維 1.1g
- 食塩相当量 1.9g
- 添加糖分 1.7g

♠ 0　♥ 0.1　♣ 0.2　♦ 2.0

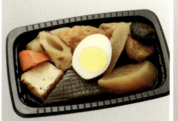

煮物盛り合わせ　192 kcal
1パック 225g あたり　2.4 点
- たんぱく質 11.0g
- カリウム 338mg
- 脂質 7.6g
- コレステロール 93mg
- 炭水化物 19.5g
- 食物繊維 2.8g
- 食塩相当量 2.9g
- 添加糖分 8.6g

♠ 0.4　♥ 1.1　♣ 0.3　♦ 0.6

明太子ポテトサラダ　202 kcal
1パック 120g あたり　2.5 点
- たんぱく質 3.8g
- カリウム 381mg
- 脂質 13.2g
- コレステロール 39mg
- 炭水化物 16.8g
- 食物繊維 1.2g
- 食塩相当量 1.3g
- 添加糖分 1.0g

♠ 0.1　♥ 0.1　♣ 0.8　♦ 1.5

コンビニ・スーパー（おかず・ホットデリカ）

作り立てのフライや焼き物などを販売しているホットデリカは、種類が多く、食事だけでなくスナック感覚でも利用されています。人気の肉類の揚げ物は大きさのわりにエネルギーが高く、1個250〜300kcalのものが多い。おかずは焼き魚や揚げ出し豆腐など、酒の肴にも人気ですが、塩分が高めです。

おかず

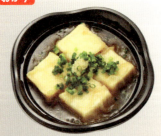

揚げ出し豆腐
1パック240gあたり
227 kcal
たんぱく質 11.8g　カリウム 328mg
脂質 12.8g　コレステロール 0mg
炭水化物 14.7g　食物繊維 0.6g
食塩相当量 1.4g　添加糖分 3.5g
2.8点
♥ 0
♦ 1.4
♣ +
♠ 1.4

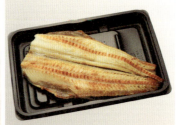

ホッケの干物
1枚150gあたり
300 kcal
たんぱく質 34.7g　カリウム 615mg
脂質 16.4g　コレステロール 150mg
炭水化物 0.3g　食物繊維 0g
食塩相当量 2.9g　添加糖分 0g
3.8点
♥ 0
♦ 3.8
♣ 0
♠ 0

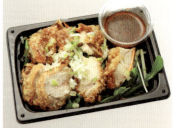

揚げ鶏のねぎソースかけ
1パック175gあたり
368 kcal
たんぱく質 21.2g　カリウム 509mg
脂質 24.5g　コレステロール 107mg
炭水化物 11.0g　食物繊維 0.9g
食塩相当量 2.6g　添加糖分 2.0g
4.6点
♥ 0
♦ 3.1
♣ 0.1
♠ 1.4

揚げ物

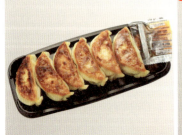

焼きギョーザ
6個170gあたり
413 kcal
たんぱく質 19.6g　カリウム 691mg
脂質 21.3g　コレステロール 56mg
炭水化物 33.0g　食物繊維 3.4g
食塩相当量 1.6g　添加糖分 1.5g
5.2点
♥ 0
♦ 2.2
♣ 0.3
♠ 2.7
※たれ含む

ハムカツ
1個60gあたり
194 kcal
たんぱく質 9.5g　カリウム 95mg
脂質 13.3g　コレステロール 43mg
炭水化物 8.3g　食物繊維 0.3g
食塩相当量 1.3g　添加糖分 0g
2.4点
♥ 0.1
♦ 0.7
♣ 0
♠ 1.6

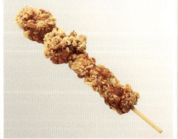

竜田揚げ棒
1本75gあたり
220 kcal
たんぱく質 12.8g　カリウム 240mg
脂質 13.9g　コレステロール 67mg
炭水化物 8.5g　食物繊維 0mg
食塩相当量 0.7g　添加糖分 1.3g
2.8点
♥ 0
♦ 1.9
♣ 0
♠ 0.8

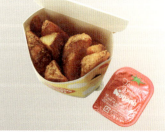

フライドポテト（ケチャップつき）
1パック130gあたり
246 kcal
たんぱく質 2.7g　カリウム 664mg
脂質 12.8g　コレステロール 0mg
炭水化物 29.9g　食物繊維 2.2g
食塩相当量 1.5g　添加糖分 0g
3.1点
♥ 0
♦ 1.4
♣ 0.1
♠ 1.4
※ケチャップ含む

コンビニ・惣菜編

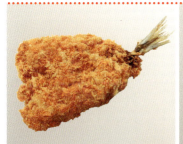

アジフライ
1枚 90gあたり　**280 kcal**　**3.5点**
- たんぱく質 16.5g
- カリウム 282mg
- 脂質 18.6g
- コレステロール 77mg
- 炭水化物 9.5g
- 食物繊維 0.5g
- 食塩相当量 0.8g
- 添加糖分 0g

♠ 0.1　♥ 1.1　♣ 0　♦ 2.3

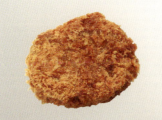

メンチカツ
1個 85gあたり　**285 kcal**　**3.6点**
- たんぱく質 10.6g
- カリウム 216mg
- 脂質 19.0g
- コレステロール 50mg
- 炭水化物 16.4g
- 食物繊維 1.3g
- 食塩相当量 0.7g
- 添加糖分 0g

♠ 0.1　♥ 1.3　♣ 0.2　♦ 1.9

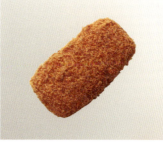

クリームコロッケ
1個 70gあたり　**292 kcal**　**3.7点**
- たんぱく質 5.1g
- カリウム 135mg
- 脂質 21.4g
- コレステロール 50mg
- 炭水化物 18.3g
- 食物繊維 0.7g
- 食塩相当量 0.7g
- 添加糖分 0g

♠ 0.6　♥ +　♣ +　♦ 3.0

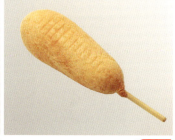

アメリカンドッグ
1本 100gあたり　**312 kcal**　**3.9点**
- たんぱく質 7.2g
- カリウム 139mg
- 脂質 15.7g
- コレステロール 32mg
- 炭水化物 33.9g
- 食物繊維 0.8g
- 食塩相当量 0.7g
- 添加糖分 8.5g

♠ 0.2　♥ 1.1　♣ 0　♦ 2.6

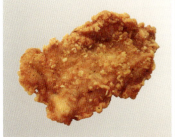

フライドチキン
1個 100gあたり　**344 kcal**　**4.3点**
- たんぱく質 18.8g
- カリウム 326mg
- 脂質 22.8g
- コレステロール 102mg
- 炭水化物 12.4g
- 食物繊維 0.3g
- 食塩相当量 2.1g
- 添加糖分 0g

♠ 0　♥ 2.7　♣ 0　♦ 1.6

中華まん

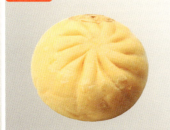

ピザまん
1個 100gあたり　**225 kcal**　**2.8点**
- たんぱく質 7.5g
- カリウム 95mg
- 脂質 5.6g
- コレステロール 15mg
- 炭水化物 34.7g
- 食物繊維 0.8g
- 食塩相当量 1.5g
- 添加糖分 2.3g

♠ 0.4　♥ 0.2　♣ 0　♦ 1.9

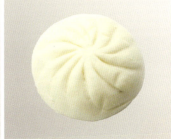

肉まん
1個 100gあたり　**260 kcal**　**3.3点**
- たんぱく質 10.0g
- カリウム 310mg
- 脂質 5.1g
- コレステロール 0mg
- 炭水化物 43.5g
- 食物繊維 3.2g
- 食塩相当量 1.2g
- 添加糖分 4.0g

♠ 0　♥ 0　♣ 0　♦ 3.3

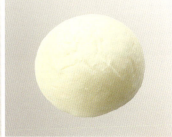

あんまん
1個 100gあたり　**280 kcal**　**3.5点**
- たんぱく質 6.1g
- カリウム 64mg
- 脂質 5.7g
- コレステロール 3mg
- 炭水化物 51.1g
- 食物繊維 2.6g
- 食塩相当量 微量
- 添加糖分 16.0g

♠ 0　♥ 0　♣ 0　♦ 3.5

コンビニ・スーパー（おかず・ホットデリカ）

コンビニ・スーパー（おでん）

定番の練り製品だけでなく、最近は汁に加えて食べるめん類もあります。おでんを何種か選ぶときは、練り製品だけでなく、野菜、卵、大豆製品（厚揚げなど）と組み合わせ、低エネルギーのこんにゃくやこんぶなどをプラス。めんを汁に加えて食べるときは、汁をいっしょに飲んでしまうと塩分のとりすぎになるので要注意です。

汁とからしのデータ

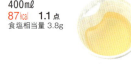

- **おでんの汁　大カップ　400ml**
  87kcal　1.1点
  食塩相当量 3.8g

- **おでんの汁　小カップ　200ml**
  44kcal　0.6点
  食塩相当量 1.9g

- **からし　小袋1袋（1g）**
  3kcal　＋点
  食塩相当量 0.1g

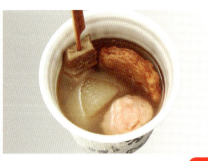

おでん盛り合わせ（小カップ）　307kcal
4種（410g）あたり　3.8点
- たんぱく質 19.9g
- 脂質 12.9g
- 炭水化物 22.9g
- 食塩相当量 4.3g
- カリウム 522mg
- コレステロール 77mg
- 食物繊維 3.0g
- 添加糖分 8.6g

♥ 0　♣ 2.7　♠ 0.2　♦ 0.9

※汁200ml含む

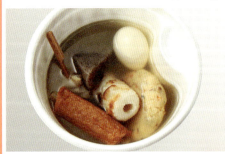

おでん盛り合わせ（大カップ）　521kcal
6種（790g）あたり　6.5点
- たんぱく質 36.6g
- 脂質 21.2g
- 炭水化物 38.1g
- 食塩相当量 7.7g
- カリウム 315mg
- コレステロール 247mg
- 食物繊維 3.1g
- 添加糖分 15.5g

♥ 0.9　♣ 3.9　♠ 0.1　♦ 1.6

※汁400ml含む

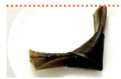

こんぶ　20g　9kcal　0.1点
- たんぱく質 0.3g
- 脂質 0g
- 炭水化物 2.7g
- 食塩相当量 0.4g
- カリウム 186mg
- コレステロール 0mg
- 食物繊維 0.8g
- 添加糖分 0.6g

♥ 0　♣ 0　♠ 0.1　♦ 0.1

こんにゃく　70g　14kcal　0.2点
- たんぱく質 0.2g
- 脂質 0g
- 炭水化物 3.5g
- 食塩相当量 0.5g
- カリウム 29mg
- コレステロール 0mg
- 食物繊維 1.5g
- 添加糖分 1.3g

♥ 0　♣ 0　♠ 0.1　♦ 0.1

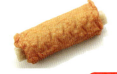

ごぼう巻き　70g　60kcal　0.8点
- たんぱく質 4.6g
- 脂質 1.3g
- 炭水化物 7.2g
- 食塩相当量 0.8g
- カリウム 55mg
- コレステロール 7mg
- 食物繊維 0.6g
- 添加糖分 0.6g

♥ 0　♣ 0.6　♠ 0.1　♦ 0.1

ロールキャベツ　75g　60kcal　0.8点
- たんぱく質 4.1g
- 脂質 3.3g
- 炭水化物 3.6g
- 食塩相当量 0.5g
- カリウム 159mg
- コレステロール 36mg
- 食物繊維 1.1g
- 添加糖分 0.1g

♥ 0.1　♣ 0　♠ 0.2　♦ 0.1

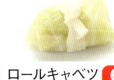

ラーメン　80g＋汁150ml　127kcal　1.6点
- たんぱく質 3.5g
- 脂質 0.4g
- 炭水化物 24.1g
- 食塩相当量 1.9g
- カリウム 57mg
- コレステロール 0mg
- 食物繊維 0.8g
- 添加糖分 0g

♥ 0　♣ 0.1　♠ 0.1　♦ 1.6

※添付調味料（3kcal、食塩相当量1.9g）含むまま

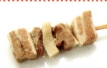

豚角煮　30g　131kcal　1.6点
- たんぱく質 4.7g
- 脂質 11.3g
- 炭水化物 0.9g
- 食塩相当量 0.3g
- カリウム 79mg
- コレステロール 22mg
- 食物繊維 0g
- 添加糖分 0.6g

♥ 0　♣ 1.6　♠ 0　♦ 0.1

コンビニ・惣菜編

コンビニ・スーパー（おでん）

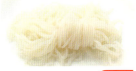
しらたき 65g — 21 kcal — 0.3 点
- たんぱく質 0.4g
- 脂質 0g
- 炭水化物 5.1g
- 食塩相当量 0.7g
- カリウム 17mg
- コレステロール 0mg
- 食物繊維 2.0g
- 添加糖分 2.1g

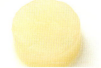
大根 70g — 26 kcal — 0.3 点
- たんぱく質 0.5g
- 脂質 0.1g
- 炭水化物 5.2g
- 食塩相当量 0.6g
- カリウム 179mg
- コレステロール 0mg
- 食物繊維 1.0g
- 添加糖分 1.5g

エビつみれ 45g — 39 kcal — 0.5 点
- たんぱく質 6.6g
- 脂質 0.1g
- 炭水化物 2.6g
- 食塩相当量 0.7g
- カリウム 61mg
- コレステロール 22mg
- 食物繊維 0g
- 添加糖分 0.6g

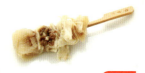
牛すじ 20g — 45 kcal — 0.6 点
- たんぱく質 7.4g
- 脂質 1.3g
- 炭水化物 0.8g
- 食塩相当量 0.3g
- カリウム 7mg
- コレステロール 17mg
- 食物繊維 0g
- 添加糖分 0.6g

イワシつみれ 50g — 58 kcal — 0.7 点
- たんぱく質 5.9g
- 脂質 2.1g
- 炭水化物 3.6g
- 食塩相当量 0.8g
- カリウム 89mg
- コレステロール 20mg
- 食物繊維 0g
- 添加糖分 0.3g

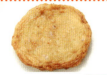
イカげそ天 65g — 63 kcal — 0.8 点
- たんぱく質 6.6g
- 脂質 1.0g
- 炭水化物 5.7g
- 食塩相当量 0.9g
- カリウム 54mg
- コレステロール 38mg
- 食物繊維 0g
- 添加糖分 0.6g

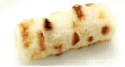
ちくわ 80g — 67 kcal — 0.8 点
- たんぱく質 6.2g
- 脂質 1.0g
- 炭水化物 7.9g
- 食塩相当量 1.3g
- カリウム 51mg
- コレステロール 13mg
- 食物繊維 0g
- 添加糖分 0.8g

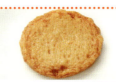
さつま揚げ 75g — 76 kcal — 1.0 点
- たんぱく質 6.5g
- 脂質 1.9g
- 炭水化物 8.1g
- 食塩相当量 1.5g
- カリウム 34mg
- コレステロール 10mg
- 食物繊維 0g
- 添加糖分 0.6g

卵 50g — 80 kcal — 1.0 点
- たんぱく質 6.2g
- 脂質 5.2g
- 炭水化物 1.0g
- 食塩相当量 0.4g
- カリウム 68mg
- コレステロール 210mg
- 食物繊維 0g
- 添加糖分 0g

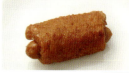
ウインナ巻き 65g — 104 kcal — 1.3 点
- たんぱく質 5.8g
- 脂質 6.6g
- 炭水化物 4.9g
- 食塩相当量 1.0g
- カリウム 53mg
- コレステロール 16mg
- 食物繊維 0g
- 添加糖分 0.6g

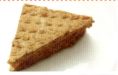
厚揚げ 95g — 132 kcal — 1.7 点
- たんぱく質 8.7g
- 脂質 9.0g
- 炭水化物 2.8g
- 食塩相当量 0.5g
- カリウム 102mg
- コレステロール 0mg
- 食物繊維 0.6g
- 添加糖分 1.5g

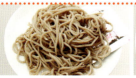
そば 80g＋汁150㎖ — 139 kcal — 1.7 点
- たんぱく質 4.9g
- 脂質 0.7g
- 炭水化物 26.3g
- 食塩相当量 1.5g
- カリウム 29mg
- コレステロール 0mg
- 食物繊維 1.4g
- 添加糖分 4.0g

※添付調味料(16kcal、食塩相当量2.1g)含まず

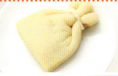
餅入り巾着 95g — 142 kcal — 1.8 点
- たんぱく質 4.0g
- 脂質 3.7g
- 炭水化物 21.5g
- 食塩相当量 0.7g
- カリウム 46mg
- コレステロール 0mg
- 食物繊維 0.6g
- 添加糖分 2.1g

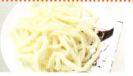
うどん 100g＋汁150㎖ — 154 kcal — 1.9 点
- たんぱく質 3.5g
- 脂質 0.5g
- 炭水化物 30.8g
- 食塩相当量 1.8g
- カリウム 27mg
- コレステロール 0mg
- 食物繊維 0.9g
- 添加糖分 4.0g

※添付調味料(16kcal、食塩相当量2.1g)含まず

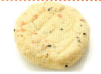
がんもどき 100g — 167 kcal — 2.1 点
- たんぱく質 10.8g
- 脂質 12.5g
- 炭水化物 2.3g
- 食塩相当量 0.6g
- カリウム 60mg
- コレステロール 0mg
- 食物繊維 1.0g
- 添加糖分 0.9g

コンビニ・スーパー
(惣菜パン・サンドイッチ)

サンドイッチはパンにマヨネーズやバターが塗ってあるので、見た目よりも高エネルギーです。レタスが入って野菜たっぷりに見えるサンドイッチもありますが、実際はそれほど多くありません。ピザパンやコーンマヨネーズなどの惣菜パンはとにかくビッグサイズ、バターや油も多く使われていて、エネルギーに要注意です。

サンドイッチ用の食パンのデータ

- 耳なし 2 組分
  35g
  92kcal　1.2 点
  食塩相当量 0.5g
- 耳なし 3 組分
  55g
  145kcal　1.8 点
  食塩相当量 0.7g

- 耳つき 2 組分
  72g
  190kcal　2.4 点
  食塩相当量 0.9g

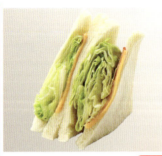

ハムチーズサンドイッチ　190 kcal
1 パック 110g あたり　2.4 点
- たんぱく質 7.4g　カリウム 158mg
- 脂質 9.6g　コレステロール 16mg
- 炭水化物 18.5g　食物繊維 1.3g
- 食塩相当量 1.3g　添加糖分 0g

♠ 0.4　♥ 0.3　♣ 0.1　♦ 1.6

パン 35g

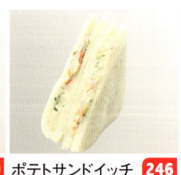

ポテトサンドイッチ　246 kcal
1 パック 135g あたり　3.1 点
- たんぱく質 5.3g　カリウム 280mg
- 脂質 13.1g　コレステロール 11mg
- 炭水化物 26.9g　食物繊維 1.6g
- 食塩相当量 1.5g　添加糖分 0g

♠ 0　♥ 0.1　♣ 0.5　♦ 2.4

パン 35g

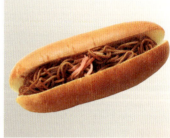

焼きそばパン　255 kcal
1 個 100g あたり　3.2 点
- たんぱく質 7.1g　カリウム 113mg
- 脂質 3.4g　コレステロール 0mg
- 炭水化物 47.7g　食物繊維 2.1g
- 食塩相当量 2.0g　添加糖分 0g

♠ 0　♥ 0　+ ♦ 3.2

パン 50g

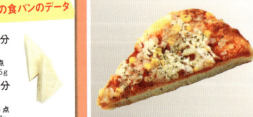

ピザパン　271 kcal
1 個 95g あたり　3.4 点
- たんぱく質 7.6g　カリウム 136mg
- 脂質 12.7g　コレステロール 17mg
- 炭水化物 31.5g　食物繊維 1.5g
- 食塩相当量 1.6g　添加糖分 0g

♠ 0.2　♥ 0.5　♣ 0.1　♦ 2.7

パン 60g

卵サンドイッチ　281 kcal
1 パック 110g あたり　3.5 点
- たんぱく質 10.5g　カリウム 108mg
- 脂質 18.2g　コレステロール 234mg
- 炭水化物 17.6g　食物繊維 0.8g
- 食塩相当量 1.3g　添加糖分 0g

♠ 1.0　♥ 0　♣ 0　♦ 2.5

パン 35g

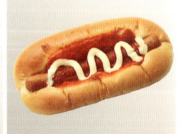

ドッグ入りパン　290 kcal
1 個 90g あたり　3.6 点
- たんぱく質 8.9g　カリウム 139mg
- 脂質 15.0g　コレステロール 26mg
- 炭水化物 29.8g　食物繊維 1.2g
- 食塩相当量 1.9g　添加糖分 0g

♠ 0　♥ 1.2　♣ 0　♦ 2.4

パン 55g

コンビニ・惣菜編

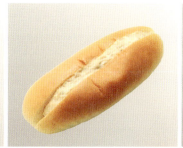

チキンサンドイッチ 291 kcal
1パック 125g あたり　3.6 点
- たんぱく質 16.3g　カリウム 237mg
- 脂質 12.0g　コレステロール 152mg
- 炭水化物 27.9g　食物繊維 1.3g
- 食塩相当量 1.8g　添加糖分 1.3g
- ♥ 0.6　♦ 0.4　♣ +　◆ 2.6

パン 55g

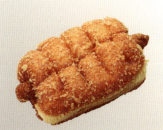

ツナサンド 303 kcal
1個 90g あたり　3.8 点
- たんぱく質 11.6g　カリウム 144mg
- 脂質 18.4g　コレステロール 38mg
- 炭水化物 22.7g　食物繊維 0.9g
- 食塩相当量 1.3g　添加糖分 0g
- ♥ 0　♦ 0.9　♣ 0　◆ 2.8

パン 50g

揚げソーセージパン 318 kcal
1個 85g あたり　4.0 点
- たんぱく質 7.8g　カリウム 126mg
- 脂質 20.6g　コレステロール 16mg
- 炭水化物 24.9g　食物繊維 1.1g
- 食塩相当量 1.3g　添加糖分 0g
- ♥ 0　♦ 1.1　♣ 0　◆ 2.9

パン 55g

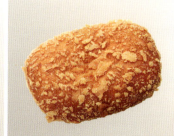

カレーパン 330 kcal
1個 105g あたり　4.1 点
- たんぱく質 6.8g　カリウム 108mg
- 脂質 17.3g　コレステロール 5mg
- 炭水化物 36.3g　食物繊維 1.6g
- 食塩相当量 1.7g　添加糖分 0g
- ♥ 0　♦ 0.2　♣ 0　◆ 3.9

パン 55g

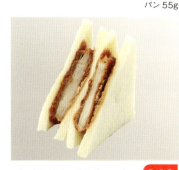

カツサンドイッチ 348 kcal
1パック 135g あたり　4.4 点
- たんぱく質 15.6g　カリウム 322mg
- 脂質 14.6g　コレステロール 44mg
- 炭水化物 36.7g　食物繊維 1.8g
- 食塩相当量 2.6g　添加糖分 0g
- ♥ 0　♦ 1.1　♣ 0　◆ 3.1

パン 40g

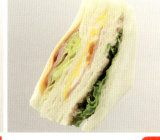

ミックスサンドイッチ 353 kcal
1パック 135g あたり　4.4 点
- たんぱく質 13.9g　カリウム 176mg
- 脂質 20.9g　コレステロール 131mg
- 炭水化物 26.5g　食物繊維 1.4g
- 食塩相当量 1.8g　添加糖分 0g
- ♥ 0　♦ 0.4　♣ +　◆ 3.2

パン 55g

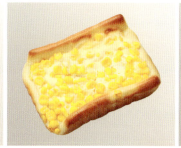

コーンマヨネーズパン 384 kcal
1個 100g あたり　4.8 点
- たんぱく質 6.5g　カリウム 156mg
- 脂質 25.4g　コレステロール 16mg
- 炭水化物 32.7g　食物繊維 2.0g
- 食塩相当量 1.2g　添加糖分 0g
- ♥ 0　♦ 0.5　♣ 0　◆ 4.3

パン 55g

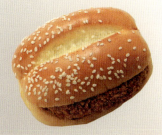

メンチカツサンド 398 kcal
1パック 120g あたり　5.0 点
- たんぱく質 10.6g　カリウム 209mg
- 脂質 22.6g　コレステロール 0mg
- 炭水化物 37.3g　食物繊維 1.0g
- 食塩相当量 2.4g　添加糖分 0g
- ♥ 0　♦ 0　♣ 0　◆ 5.0

パン 40g

コンビニ・スーパー（菓子パン）

菓子パンは、お菓子感覚でも楽しめて、食事代わりに食べていることも見られますが、いずれも高エネルギーで、ビタミンやミネラルも不足。菓子パン1個で日本そばなら1人前、おにぎりなら2個分、食パン6枚切り1枚半～2枚分のエネルギーがあります。あんやクリームは糖分、デニッシュ生地は脂肪が多いので要注意。

その他の菓子パンのデータ

- ジャムパン　1個　110g　321kcal
- こしあんパン　1個　120g　365kcal
- アップルパイ　1個　100g　399kcal
- チョコチップメロンパン　1個　140g　483kcal
- こしあんドーナツ　1個　115g　360kcal
- ミルククリーム入りフランス　1個　100g　405kcal

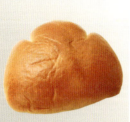

クリームパン 320kcal
1個 105g あたり
たんぱく質 10.8g ／ カリウム 126mg ／ 4.0点
脂質 11.4g ／ コレステロール 137mg ／ ♥0
炭水化物 43.5g ／ 食物繊維 1.3g ／ ♣0
食塩相当量 0.9g ／ 添加糖分 20.0g ／ ◆4.0

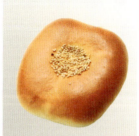

つぶあんパン 334kcal
1個 115g あたり
たんぱく質 9.3g ／ カリウム 102mg ／ 4.2点
脂質 6.1g ／ コレステロール 0mg ／ ♥0
炭水化物 60.7g ／ 食物繊維 3.6g ／ ♣0
食塩相当量 0.8g ／ 添加糖分 34.2g ／ ◆4.2

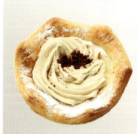

コーヒーデニッシュ 354kcal
1個 85g あたり
たんぱく質 5.9g ／ カリウム 71mg ／ 4.4点
脂質 22.9g ／ コレステロール 29mg ／ ♥0
炭水化物 31.2g ／ 食物繊維 1.1g ／ ♣0
食塩相当量 0.7g ／ 添加糖分 6.1g ／ ◆4.4

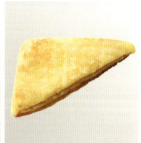

フレンチトースト 360kcal
1個 90g あたり
たんぱく質 8.6g ／ カリウム 126mg ／ 4.5点
脂質 15.2g ／ コレステロール 23mg ／ ♥0.2
炭水化物 46.7g ／ 食物繊維 1.8g ／ ♣0
食塩相当量 1.2g ／ 添加糖分 8.6g ／ ◆4.3

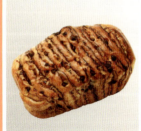

チョコブレッド 361kcal
1個 95g あたり
たんぱく質 8.9g ／ カリウム 141mg ／ 4.5点
脂質 11.6g ／ コレステロール 2mg ／ ♥0
炭水化物 55.5g ／ 食物繊維 2.1g ／ ♣0
食塩相当量 1.0g ／ 添加糖分 15.4g ／ ◆4.5

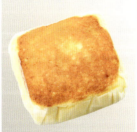

チーズ蒸しパン 370kcal
1個 125g あたり
たんぱく質 7.7g ／ カリウム 151mg ／ 4.6点
脂質 12.4g ／ コレステロール 75mg ／ ♥0
炭水化物 55.2g ／ 食物繊維 1.0g ／ ♣0
食塩相当量 0.9g ／ 添加糖分 24.3g ／ ◆4.6

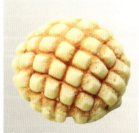

メロンパン 401kcal
1個 100g あたり
たんぱく質 9.5g ／ カリウム 130mg ／ 5.0点
脂質 9.2g ／ コレステロール 77mg ／ ♥0
炭水化物 67.4g ／ 食物繊維 2.0g ／ ♣0
食塩相当量 0.4g ／ 添加糖分 16.5g ／ ◆5.0

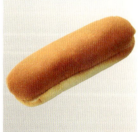

つぶあん＆マーガリンパン 616kcal
1個 160g あたり
たんぱく質 10.8g ／ カリウム 167mg ／ 7.7点
脂質 30.3g ／ コレステロール 2mg ／ ♥0
炭水化物 73.8g ／ 食物繊維 4.3g ／ ♣0
食塩相当量 1.8g ／ 添加糖分 21.1g ／ ◆7.7

コンビニ・スーパー（常温菓子）

コンビニやスーパーのお菓子は菓子店のものよりも大きめ。和菓子は1個が大きくてボリュームがあり、高エネルギーです。クッキーも同様に大きくて高エネルギーなので2〜3回に分け、区切りをつけて食べすぎないように注意が必要です。

コンビニ・惣菜編

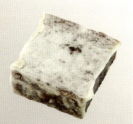

きんつば
145 kcal
1個 55g あたり
- たんぱく質 2.3g
- 脂質 0.3g
- 炭水化物 34.0g
- 食塩相当量 0.1g
- カリウム 159mg
- コレステロール 0mg
- 食物繊維 1.9g
- 添加糖分 25.0g

1.8 点
♥ 0
♠ 0
♣ 0
♦ 1.8

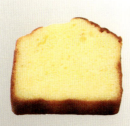

パウンドケーキ
182 kcal
1個 40g あたり
- たんぱく質 2.6g
- 脂質 10.8g
- 炭水化物 18.2g
- 食塩相当量 0.1g
- カリウム 58mg
- コレステロール 64mg
- 食物繊維 0.5g
- 添加糖分 10.0g

2.3 点
♥ 0
♠ 0
♣ 0
♦ 2.3

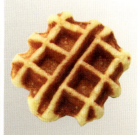

ワッフル
210 kcal
1個 45g あたり
- たんぱく質 3.1g
- 脂質 11.9g
- 炭水化物 21.0g
- 食塩相当量 0.2g
- カリウム 42mg
- コレステロール 99mg
- 食物繊維 0.6g
- 添加糖分 5.6g

2.6 点
♥ 0
♠ 0
♣ 0
♦ 2.6

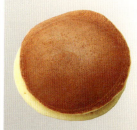

どら焼き
218 kcal
1個 80g あたり
- たんぱく質 3.9g
- 脂質 1.2g
- 炭水化物 47.2g
- 食塩相当量 0.2g
- カリウム 157mg
- コレステロール 29mg
- 食物繊維 2.7g
- 添加糖分 30.5g

2.7 点
♥ 0
♠ 0
♣ 0
♦ 2.7

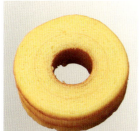

バウムクーヘン
251 kcal
1個 60g あたり
- たんぱく質 4.0g
- 脂質 15.2g
- 炭水化物 24.4g
- 食塩相当量 0.2g
- カリウム 92mg
- コレステロール 85mg
- 食物繊維 0.9g
- 添加糖分 13.6g

3.1 点
♥ 0
♠ 0
♣ 0
♦ 3.1

大福
256 kcal
1個 95g あたり
- たんぱく質 2.8g
- 脂質 0.2g
- 炭水化物 61.5g
- 食塩相当量 微量
- カリウム 19mg
- コレステロール 0mg
- 食物繊維 1.5g
- 添加糖分 46.3g

3.2 点
♥ 0
♠ 0
♣ 0
♦ 3.2

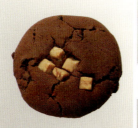

クッキー
278 kcal
1枚 60g あたり
- たんぱく質 4.0g
- 脂質 13.2g
- 炭水化物 34.4g
- 食塩相当量 0.4g
- カリウム 113mg
- コレステロール 16mg
- 食物繊維 1.4g
- 添加糖分 6.8g

3.5 点
♥ 0
♠ 0
♣ 0
♦ 3.5

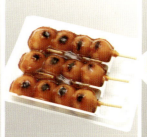

みたらし団子
355 kcal
1パック 180g あたり
- たんぱく質 5.6g
- 脂質 0.7g
- 炭水化物 81.4g
- 食塩相当量 1.1g
- カリウム 106mg
- コレステロール 0mg
- 食物繊維 0.5g
- 添加糖分 14.4g

4.4 点
♥ 0
♠ 0
♣ 0
♦ 4.4

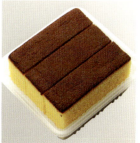

カステラ
424 kcal
1パック 135g あたり
- たんぱく質 8.2g
- 脂質 6.1g
- 炭水化物 84.1g
- 食塩相当量 0.2g
- カリウム 105mg
- コレステロール 213mg
- 食物繊維 0.8g
- 添加糖分 46.6g

5.3 点
♥ 0
♠ 0
♣ 0
♦ 5.3

コンビニ・スーパー（常温菓子）

コンビニ・スーパー（チルドデザート）

コンビニ・惣菜編

デザートは、一時期はビッグサイズのものがありましたが最近は姿を消し、おなじみのお菓子が並んでいます。和菓子はエネルギーやコレステロールは低めですが糖分は多めで要注意。わらびもちはきな粉を控えればカリウムをセーブできます。洋菓子は脂肪が多く、見た目の量のわりに高エネルギー。そのうえ、卵を使っているものはコレステロールにも注意が必要です。

その他のチルドデザートのデータ

- モンブラン　1個 80g　264kcal
- イチゴのショートケーキ　1個 75g　271kcal
- チョコバナナクレープ　1個 140g　275kcal
- エクレア　1個 70g　258kcal
- チョコレートケーキ　1個 113g　247kcal

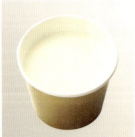

杏仁豆腐 191kcal
1個 145g あたり
たんぱく質 4.7g／カリウム 203mg／脂質 7.1g／コレステロール 18mg／炭水化物 27.5g／食物繊維 0g／食塩相当量 0.2g／添加糖分 21.0g
2.4点

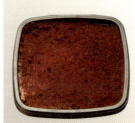

ティラミス 199kcal
1個 80g あたり
たんぱく質 4.3g／カリウム 63mg／脂質 12.4g／コレステロール 109mg／炭水化物 17.3g／食物繊維 0.2g／食塩相当量 0.2g／添加糖分 13.5g
2.5点

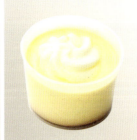

プリン 208kcal
1個 125g あたり
たんぱく質 5.1g／カリウム 116mg／脂質 13.4g／コレステロール 189mg／炭水化物 16.2g／食物繊維 0g／食塩相当量 0.1g／添加糖分 13.3g
2.6点

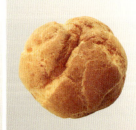

シュークリーム 235kcal
1個 95g あたり
たんぱく質 4.0g／カリウム 76mg／脂質 16.0g／コレステロール 141mg／炭水化物 17.5g／食物繊維 0.2g／食塩相当量 0.1g／添加糖分 9.5g
2.9点

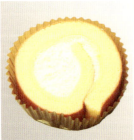

ロールケーキ 252kcal
1個 80g あたり
たんぱく質 4.9g／カリウム 78mg／脂質 16.3g／コレステロール 139mg／炭水化物 20.4g／食物繊維 0.3g／食塩相当量 0.2g／添加糖分 11.6g
3.2点

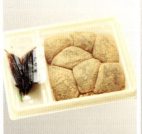

わらびもち 279kcal
1パック 130g
たんぱく質 2.9g／カリウム 408mg／脂質 1.8g／コレステロール 0mg／炭水化物 65.1g／食物繊維 微量／食塩相当量 微量／添加糖分 48.9g
3.5点
※黒みつ15g含む

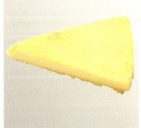

チーズケーキ 306kcal
1個 65g あたり
たんぱく質 5.4g／カリウム 86mg／脂質 24.6g／コレステロール 101mg／炭水化物 15.3g／食物繊維 0.6g／食塩相当量 0.4g／添加糖分 10.0g
3.8点

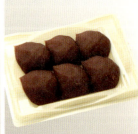

あんころもち 426kcal
1パック 175g あたり
たんぱく質 7.7g／カリウム 58mg／脂質 0.7g／コレステロール 0mg／炭水化物 95.9g／食物繊維 4.4g／食塩相当量 微量／添加糖分 36.0g
5.3点

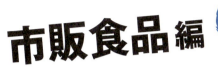

市販食品編

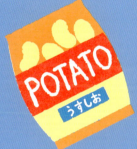

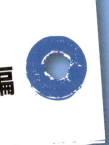

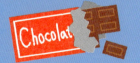

ますます便利に、そして種類も増えている市販食品。
いろいろ出回っている商品の中から、人気の商品を集めました。
商品によっては、糖類やショ糖、アルコール％、プリン体、
カルシウムなど、わかる範囲で数値を掲載しました。
どの商品も改変サイクルが早いので目安と考え、商品選びの参考に。

● 商品は、2017年1月時点で最終確認されたものを紹介していま
　す。メーカーの商品企画の改変によって、その後内容が変更になっ
　たり、終売になっている場合があります。
● メーカーから提供のなかった栄養成分の数値は、「−」としました。
● エネルギー量点数の「＋」は微量または数値を明確に算出できな
　いが、含まれていると考えられることを表わします。

おかず（冷凍食品）

味の素
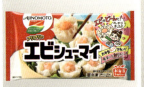

プリプリの エビシューマイ — 23 kcal
1個13gあたり（1袋12個156g）
- たんぱく質 0.8g
- カリウム 8mg
- 脂質 1.1g
- コレステロール ―
- 炭水化物 2.4g
- 食物繊維 ―
- 食塩相当量 0.17g
- 添加糖分 ―

0.3 点
♥ ―
♣ 0.1
♦ 0.2

日本水産（ニッスイ）
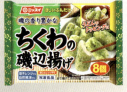

ほしいぶんだけ ちくわの磯辺揚げ — 32 kcal
1個15gあたり（1袋8個120g）
- たんぱく質 1.2g
- カリウム 12mg
- 脂質 1.3g
- コレステロール 2mg
- 炭水化物 4.0g
- 食物繊維 0.1g
- 食塩相当量 0.3g
- 添加糖分 ―

0.4 点
♥ +
♣ 0.2
♦ 0.2

味の素
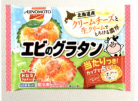

カップに入った エビのグラタン — 34 kcal
1個30gあたり（1袋4個120g）
- たんぱく質 1.1g
- カリウム ―
- 脂質 2.1g
- コレステロール ―
- 炭水化物 4.5g
- 食物繊維 ―
- 食塩相当量 0.37g
- 添加糖分 ―

0.4 点
♥ +
♣ 0
♦ 0.4

テーブルマーク
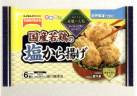

国産若鶏の 塩から揚げ6個 — 42 kcal
1個21gあたり（1袋6個126g）
- たんぱく質 3.1g
- カリウム ―
- 脂質 2.6g
- コレステロール ―
- 炭水化物 2.6g
- 食物繊維 ―
- 食塩相当量 0.4g
- 添加糖分 ―

0.5 点
♥ 0.2
♣ 0
♦ 0.3

ニチレイフーズ
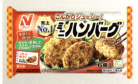

お弁当にGood！ ミニハンバーグ — 43 kcal
1個21gあたり（1袋6個126g）
- たんぱく質 2.4g
- カリウム ―
- 脂質 2.6g
- コレステロール ―
- 炭水化物 2.5g
- 食物繊維 ―
- 食塩相当量 0.3g
- 添加糖分 ―

0.5 点
♥ 0.4
♣ +
♦ 0.1

味の素

ギョーザ — 44 kcal
1個25gあたり（1袋12個300g）
- たんぱく質 1.5g
- カリウム 40mg
- 脂質 2.1g
- コレステロール ―
- 炭水化物 4.7g
- 食物繊維 ―
- 食塩相当量 0.28g
- 添加糖分 ―

0.6 点
♥ 0.2
♣ 0
♦ 0.4

テーブルマーク
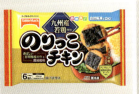

のりっこチキン — 45 kcal
1個23gあたり（1袋138g）
- たんぱく質 3.9g
- カリウム ―
- 脂質 2.2g
- コレステロール ―
- 炭水化物 2.4g
- 食物繊維 ―
- 食塩相当量 0.4g
- 添加糖分 ―

0.6 点
♥ 0
♣ +
♦ 0.4

マルハニチロ（あけぼの）
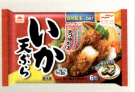

いか天ぷら — 49 kcal
1個20gあたり（1袋120g）
- たんぱく質 1.7g
- カリウム 25mg
- 脂質 2.8g
- コレステロール ―
- 炭水化物 4.2g
- 食物繊維 ―
- 食塩相当量 0.3g
- 添加糖分 ―

0.6 点
♥ +
♣ 0.1
♦ 0.5

テーブルマーク
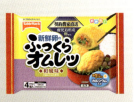

新鮮卵の ふっくらオムレツ — 59 kcal
1個35gあたり（1袋140g）
- たんぱく質 3.0g
- カリウム ―
- 脂質 3.7g
- コレステロール ―
- 炭水化物 3.3g
- 食物繊維 ―
- 食塩相当量 0.4g
- 添加糖分 ―

0.7 点
♥ 0.5
♣ 0
♦ +

日本水産（ニッスイ）
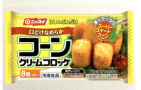

ほしいぶんだけ 口どけなめらか コーンクリームコロッケ — 61 kcal
1個23gあたり（1袋8個184g）
- たんぱく質 1.2g
- カリウム 31mg
- 脂質 3.5g
- コレステロール 1mg
- 炭水化物 6.0g
- 食物繊維 0.2g
- 食塩相当量 0.2g
- 添加糖分 ―

0.8 点
♥ 0
♣ 0.1
♦ 0.7

おかず（冷凍食品） 市販食品編

味の素

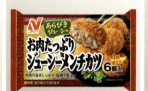
ニチレイフーズ

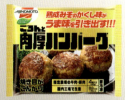
味の素

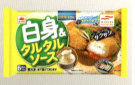
マルハニチロ（あけぼの）

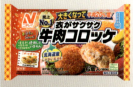
ニチレイフーズ

エビ寄せフライ — 67 kcal
1個23gあたり（1袋5個115g）
- たんぱく質 2.1g
- カリウム 14mg
- 脂質 4.6g
- コレステロール —
- 炭水化物 4.4g
- 食物繊維 —
- 食塩相当量 0.36g
- 添加糖分 —

0.8点
♥ 0.1
♣ +
♦ 0.7

お肉たっぷりジューシーメンチカツ — 75 kcal
1個21gあたり（1袋6個126g）
- たんぱく質 1.8g
- カリウム —
- 脂質 5.7g
- コレステロール —
- 炭水化物 4.1g
- 食物繊維 —
- 食塩相当量 0.3g
- 添加糖分 —

0.9点
♥ 0.3
♣ +
♦ 0.6

ごろんと肉厚ハンバーグ — 82 kcal
1個40gあたり（1袋4個160g）
- たんぱく質 5.1g
- カリウム —
- 脂質 4.9g
- コレステロール —
- 炭水化物 4.4g
- 食物繊維 —
- 食塩相当量 0.6g
- 添加糖分 —

1.0点
♥ 0.3
♣ +
♦ 0.7

白身＆タルタルソース — 87 kcal
1個25gあたり（1袋150g）
- たんぱく質 2.1g
- カリウム 44mg
- 脂質 6.4g
- コレステロール —
- 炭水化物 5.3g
- 食物繊維 —
- 食塩相当量 0.3g
- 添加糖分 —

1.1点
♥ +
♣ 0.1
♦ 1.0

お弁当にGood！® 衣がサクサク牛肉コロッケ — 100 kcal
1個30gあたり（1袋6個180g）
- たんぱく質 1.7g
- カリウム —
- 脂質 7.0g
- コレステロール —
- 炭水化物 7.5g
- 食物繊維 —
- 食塩相当量 0.2g
- 添加糖分 —

1.3点
♥ 0
♣ 0.1
♦ 0.1
♦ 1.1

味の素

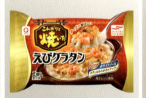
マルハニチロ（アクリ）

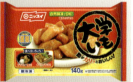
日本水産（ニッスイ）

やわらか若鶏から揚げ — 212 kcal
100gあたり（1袋275g）
- たんぱく質 15.0g
- カリウム 260mg
- 脂質 12.0g
- コレステロール —
- 炭水化物 11.0g
- 食物繊維 —
- 食塩相当量 1.3g
- 添加糖分 —

2.7点
♥ +
♣ 1.1
♦ 1.6

こんがりと焼いたえびグラタン2個入 — 257 kcal
1個200gあたり（1袋2個400g）
- たんぱく質 8.4g
- カリウム 104mg
- 脂質 12.4g
- コレステロール —
- 炭水化物 28.0g
- 食物繊維 —
- 食塩相当量 1.4g
- 添加糖分 —

3.2点
♥ 0.1
♣ +
♦ 3.1

大学いも — 425 kcal
100gあたり（1袋140g）
- たんぱく質 1.3g
- カリウム 442mg
- 脂質 15.5g
- コレステロール 0mg
- 炭水化物 70.0g
- 食物繊維 2g
- 食塩相当量 0.2g
- 添加糖分 —

5.3点
♥ 0
♣ 2.0
♦ 3.3

---

column 冷凍食品の揚げ物を調理するとき

冷凍食品の揚げ物は、最近は家庭では油揚げせずに電子レンジ加熱が一般的。電子レンジ加熱ならば、加熱中に油が落ちることはあっても、エネルギーが加熱前よりも高くなることはありません。

油揚げ調理が必要な冷凍食品のときは、170～180℃の揚げ油で揚げ、揚げたそばからキッチンペーパーを敷いたバットにとり、余分な油を除くと多少はエネルギーを抑えられます。揚げるものによって吸油率に違いがあるものの、揚げる前の重量に対して10％前後の吸油と考えて、エネルギーにプラスしましょう。

● 油揚げ必要な冷凍コロッケ50gを調理した場合（吸油率10％）
コロッケ 50g × 吸油率 10％ ＝ 吸油量 5g
油（植物油）は100gあたり921kcalなので、
吸油量 5g × 921kcal ÷ 100g ＝ 46.05kcal
→コロッケ50gを油揚げすると、吸油量5g分＝46kcalプラスになります。

おかず（ごはんにかけるもの）

江崎グリコ	江崎グリコ	ハウス食品	エスビー食品	エスビー食品	
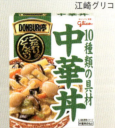	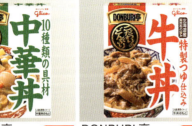	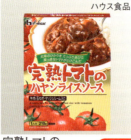	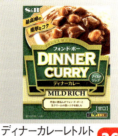	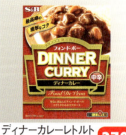	
DONBURI亭 ＜中華丼＞	DONBURI亭 ＜牛丼＞	完熟トマトの ハヤシライスソース	ディナーカレーレトルト マイルドリッチ甘口	ディナーカレーレトルト 中辛	
1袋210gあたり	1袋160gあたり	1食分210gあたり	1袋200gあたり	1袋200gあたり	
151 kcal	**176 kcal**	**207 kcal**	**266 kcal**	**279 kcal**	
1.9点	2.2点	2.6点	3.3点	3.5点	
たんぱく質 6.5g / カリウム − / 脂質 6.1g / コレステロール 0 / 炭水化物 17.4g / 食物繊維 0.1 / 食塩相当量 3.1g / 添加糖分 1.3	たんぱく質 7.7g / カリウム − / 脂質 10.7g / コレステロール 1.1 / 炭水化物 12.2g / 食物繊維 0.2 / 食塩相当量 2.6g / 添加糖分 0.9	たんぱく質 6.7g / カリウム − / 脂質 10.8g / コレステロール 0 / 炭水化物 20.8g / 食物繊維 0.2 / 食塩相当量 2.9g / 添加糖分 1.5	たんぱく質 6.0g / カリウム − / 脂質 16.8g / コレステロール 0.7 / 炭水化物 22.6g / 食物繊維 0.2 / 食塩相当量 2.5g / 添加糖分 2.3	たんぱく質 7.2g / カリウム − / 脂質 18.2g / コレステロール 0.7 / 炭水化物 21.6g / 食物繊維 0.3 / 食塩相当量 2.7g / 添加糖分 2.5	

おかず（パスタソース）

エスビー食品	キユーピー	キユーピー	ハウス食品	ハウス食品	
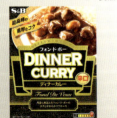	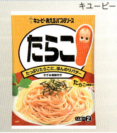	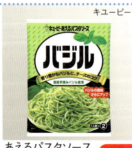	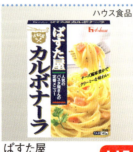	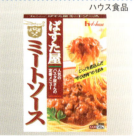	
ディナーカレーレトルト 辛口	あえるパスタソース たらこ	あえるパスタソース バジル	ぱすた屋 カルボナーラ	ぱすた屋 ミートソース	
1袋200gあたり	1食分ソース23g＋トッピング1袋	1食分23gあたり	1食分140gあたり	1食分140gあたり	
281 kcal	**79 kcal**	**113 kcal**	**115 kcal**	**149 kcal**	
3.5点	1.0点	1.4点	1.4点	1.9点	
たんぱく質 7.2g / カリウム − / 脂質 17.6g / コレステロール 0.7 / 炭水化物 23.4g / 食物繊維 0.3 / 食塩相当量 2.8g / 添加糖分 2.5	たんぱく質 3.5g / カリウム − / 脂質 6.3g / コレステロール 0.1 / 炭水化物 2.5g / 食物繊維 + / 食塩相当量 2.2g / 添加糖分 0.9	たんぱく質 0.9g / カリウム − / 脂質 10.9g / コレステロール 0 / 炭水化物 2.3g / 食物繊維 + / 食塩相当量 2.0g / 添加糖分 1.4	たんぱく質 3.1g / カリウム − / 脂質 7.4g / コレステロール 0 / 炭水化物 9.2g / 食物繊維 0 / 食塩相当量 2.5g / 添加糖分 1.1	たんぱく質 4.9g / カリウム − / 脂質 7.4g / コレステロール 0 / 炭水化物 15.6g / 食物繊維 0.1 / 食塩相当量 3.3g / 添加糖分 1.6	

市販食品編　おかず（ごはんにかけるもの・パスタソース）

汁物

味の素 クノール® ふんわり たまごスープ
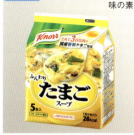
1食分 6.8g あたり
28 kcal / **0.4点**
- たんぱく質 1.8g / カリウム ―
- 脂質 1.4g / コレステロール ―
- 炭水化物 2.1g / 食物繊維 ―
- 食塩相当量 1.3g / 添加糖分 ―
♠ + / ♥ 0 / ♣ ― / ♦ 0.4

永谷園 カップ入生みそタイプ みそ汁 あさげ
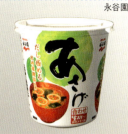
1食分 18.1g あたり
30 kcal / **0.4点**
- たんぱく質 2.6g / カリウム ―
- 脂質 0.8g / コレステロール ―
- 炭水化物 3.2g / 食物繊維 ―
- 食塩相当量 2.0g / 添加糖分 ―
♠ + / ♥ 0 / ♣ ― / ♦ 0.4

味の素 クノール® カップスープ チキンコンソメ
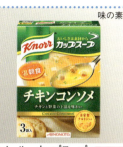
1袋 9.5g あたり
37 kcal / **0.5点**
- たんぱく質 1.1g / カリウム ―
- 脂質 1.1g / コレステロール ―
- 炭水化物 5.7g / 食物繊維 ―
- 食塩相当量 1.3g / 添加糖分 ―
♠ + / ♥ 0 / ♣ ― / ♦ 0.5

エースコック スープはるさめ かきたま
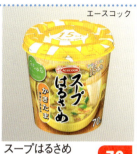
1食分 20g あたり
70 kcal / **0.9点**
- たんぱく質 1.7g / カリウム ―
- 脂質 0.6g / コレステロール ―
- 炭水化物 14.4g / 食物繊維 ―
- 食塩相当量 2.0g / 添加糖分 ―
♠ + / ♥ 0 / ♣ ― / ♦ 0.9

味の素 クノール® カップスープ コーンクリーム
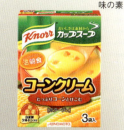
1袋 17.6g あたり
76 kcal / **1.0点**
- たんぱく質 1.0g / カリウム ―
- 脂質 2.6g / コレステロール ―
- 炭水化物 12.0g / 食物繊維 ―
- 食塩相当量 1.0g / 添加糖分 ―
♠ + / ♥ 0 / ♣ ― / ♦ 1.0

主食（おかゆ・パック入りごはん）

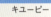

キユーピー まごころ一膳 富士山の銘水で炊きあげた白がゆ
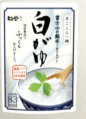
1食分 250g あたり
83 kcal / **1.0点**
- たんぱく質 1.5g / カリウム ―
- 脂質 0g / コレステロール ―
- 炭水化物 19.2g / 食物繊維 ―
- 食塩相当量 0g / 添加糖分 ―
♠ 0 / ♥ 0 / ♣ ― / ♦ 1.0

キユーピー まごころ一膳 富士山の銘水で炊きあげた玉子がゆ
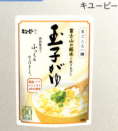
1食分 250g あたり
90 kcal / **1.1点**
- たんぱく質 3.3g / カリウム ―
- 脂質 2.3g / コレステロール ―
- 炭水化物 14.3g / 食物繊維 ―
- 食塩相当量 1.3g / 添加糖分 ―
♠ + / ♥ 0.4 / ♣ ― / ♦ 0.7

サトウ食品 サトウのごはん 発芽玄米ごはん
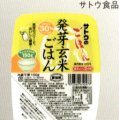
1パック 150g あたり
227 kcal / **2.8点**
- たんぱく質 3.9g / カリウム 59mg
- 脂質 0.9g / コレステロール ―
- 炭水化物 51.3g / 食物繊維 1.4g
- 食塩相当量 0g / 添加糖分 ―
♠ 0 / ♥ 0 / ♣ ― / ♦ 2.8

東洋水産 マルちゃん ふっくら赤飯
1パック 160g あたり
291 kcal / **3.6点**
- たんぱく質 5.4g / カリウム ―
- 脂質 0.6g / コレステロール ―
- 炭水化物 66.1g / 食物繊維 ―
- 食塩相当量 1.0g / 添加糖分 ―
♠ + / ♥ 0 / ♣ ― / ♦ 3.6

サトウ食品 サトウのごはん 新潟県産コシヒカリ
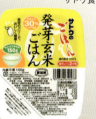
1パック 200g あたり
294 kcal / **3.7点**
- たんぱく質 4.2g / カリウム ―
- 脂質 0g / コレステロール ―
- 炭水化物 67.8g / 食物繊維 ―
- 食塩相当量 0g / 添加糖分 ―
♠ 0 / ♥ 0 / ♣ ― / ♦ 3.7

主食（カップめん）

東洋水産 — マルちゃん 麺づくり 鶏ガラ醤油
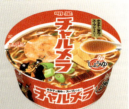
291 kcal ／ 1食分 97gあたり ／ **3.6点**
- たんぱく質 8.6g
- 脂質 5.2g
- 炭水化物 52.4g
- 食塩相当量 6.1g
- カリウム —
- コレステロール —
- 食物繊維 —
- 添加糖分 —
- ♥ 0 ／ ＋ — ／ ♣ 3.6
- カルシウム 155mg

明星食品 — 明星 チャルメラ どんぶり しょうゆ
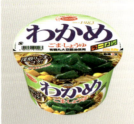
321 kcal ／ 1食分 74gあたり ／ **4.0点**
- たんぱく質 6.4g
- 脂質 12.1g
- 炭水化物 46.7g
- 食塩相当量 5.6g
- カリウム —
- コレステロール —
- 食物繊維 —
- 添加糖分 —
- ♥ 0 ／ ＋ — ／ ♣ 4.0
- カルシウム 101mg

エースコック — わかめラーメン ごま・しょうゆ
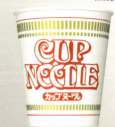
336 kcal ／ 1食分 93gあたり ／ **4.2点**
- たんぱく質 8.6g
- 脂質 12.6g
- 糖質 45.5g
- 食塩相当量 6.6g
- カリウム —
- コレステロール 0
- 食物繊維 2.9g
- 添加糖分 —
- ♥ 0 ／ ＋ 0.1 ／ ♣ 4.1
- カルシウム 196mg

日清食品 — カップヌードル
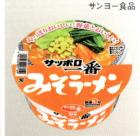
353 kcal ／ 1食分 77gあたり ／ **4.4点**
- たんぱく質 10.7g
- 脂質 15.2g
- 炭水化物 43.4g
- 食塩相当量 4.8g
- カリウム —
- コレステロール —
- 食物繊維 —
- 添加糖分 —
- ♥ 0 ／ ＋ — ／ ♣ 4.4
- カルシウム 95mg

サンヨー食品 — サッポロ一番 みそラーメンどんぶり
355 kcal ／ 1食分 81gあたり ／ **4.4点**
- たんぱく質 6.9g
- 脂質 13.5g
- 炭水化物 51.4g
- 食塩相当量 5.1g
- カリウム —
- コレステロール —
- 食物繊維 —
- 添加糖分 —
- ♥ 0 ／ ＋ — ／ ♣ 4.4
- カルシウム 248mg

日清食品 — 日清のどん兵衛 きつねうどん［東日本］
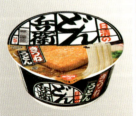
410 kcal ／ 1食分 96gあたり ／ **5.1点**
- たんぱく質 10.0g
- 脂質 15.7g
- 炭水化物 57.2g
- 食塩相当量 5.6g
- カリウム —
- コレステロール —
- 食物繊維 —
- 添加糖分 —
- ♥ 1.0 ／ ＋ — ／ ♣ 4.1
- カルシウム 168mg

東洋水産 — マルちゃん 赤いきつねうどん（東向け）
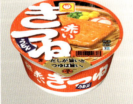
432 kcal ／ 1食分 96gあたり ／ **5.4点**
- たんぱく質 10.6g
- 脂質 19.1g
- 炭水化物 54.4g
- 食塩相当量 6.6g
- カリウム —
- コレステロール —
- 食物繊維 —
- 添加糖分 —
- ♥ 1.0 ／ ＋ — ／ ♣ 4.4
- カルシウム 172mg

まるか食品 — ペヤング ソースやきそば

544 kcal ／ 1食分 120gあたり ／ **6.8点**
- たんぱく質 8.9g
- 脂質 27.6g
- 炭水化物 64.9g
- 食塩相当量 3.6g
- カリウム —
- コレステロール —
- 食物繊維 —
- 添加糖分 —
- ♥ 0 ／ ＋ — ／ ♣ 6.8
- カルシウム 167mg

日清食品 — 日清焼そば U.F.O.
556 kcal ／ 1食分 128gあたり ／ **7.0点**
- たんぱく質 9.4g
- 脂質 20.9g
- 炭水化物 82.6g
- 食塩相当量 5.8g
- カリウム —
- コレステロール —
- 食物繊維 —
- 添加糖分 —
- ♥ 0 ／ ＋ — ／ ♣ 7.0
- カルシウム 167mg

明星食品 — 明星 一平ちゃん 夜店の焼そば 大盛
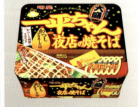
773 kcal ／ 1食分 174gあたり ／ **9.7点**
- たんぱく質 12.6g
- 脂質 36.2g
- 炭水化物 99.1g
- 食塩相当量 6.1g
- カリウム —
- コレステロール —
- 食物繊維 —
- 添加糖分 —
- ♥ 0 ／ ＋ — ／ ♣ 9.7
- カルシウム 248mg

市販食品編 — 主食（カップめん）

主食（袋めん） 市販食品編

サンヨー食品
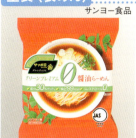
グリーンプレミアム0（ゼロ）醤油らーめん 299kcal
1食分 102g あたり
- たんぱく質 9.4g
- 脂質 1.1g
- 炭水化物 —
- 食塩相当量 4.8g
- カリウム —
- コレステロール 0mg
- 食物繊維 2.0g
- 添加糖分 —

3.7点
♥ 0
♠ 0
♣ 3.7

カルシウム174mg

東洋水産
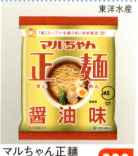
マルちゃん正麺 醤油味 339kcal
1食分 105g あたり
- たんぱく質 9.5g
- 脂質 4.4g
- 炭水化物 65.4g
- 食塩相当量 5.8g
- カリウム —
- コレステロール —
- 食物繊維 —
- 添加糖分 —

4.2点
♥ 0
♠ +
♣ 4.2

東洋水産
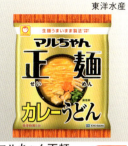
マルちゃん正麺 カレーうどん 347kcal
1食分 95g あたり
- たんぱく質 7.9g
- 脂質 4.5g
- 炭水化物 68.7g
- 食塩相当量 5.8g
- カリウム —
- コレステロール —
- 食物繊維 —
- 添加糖分 —

4.3点
♥ 0
♠ +
♣ 4.3

カルシウム181mg

明星食品
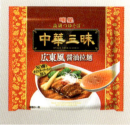
明星 中華三昧 広東風醤油拉麺 364kcal
1食分 105g あたり
- たんぱく質 9.8g
- 脂質 6.7g
- 炭水化物 66.0g
- 食塩相当量 7.4g
- カリウム —
- コレステロール —
- 食物繊維 —
- 添加糖分 —

4.6点
♥ 0
♠ 0
♣ 4.6

日清食品
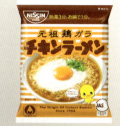
チキンラーメン 377kcal
1袋 85g あたり
- たんぱく質 8.2g
- 脂質 14.5g
- 炭水化物 53.6g
- 食塩相当量 5.6g
- カリウム —
- コレステロール —
- 食物繊維 —
- 添加糖分 —

4.7点
♥ 0
♠ 0
♣ 4.7

カルシウム278mg

エースコック
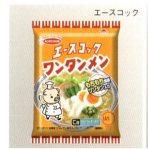
（袋）ワンタンメン 440kcal
1食分 95g あたり
- たんぱく質 9.3g
- 脂質 20.8g
- 炭水化物 53.8g
- 食塩相当量 6.1g
- カリウム —
- コレステロール —
- 食物繊維 —
- 添加糖分 —

5.5点
♥ +
♠ 0
♣ 5.5

カルシウム350mg

明星食品
明星 チャルメラ しょうゆラーメン 441kcal
1食分 97g あたり
- たんぱく質 8.0g
- 脂質 18.5g
- 炭水化物 60.7g
- 食塩相当量 6.4g
- カリウム —
- コレステロール —
- 食物繊維 —
- 添加糖分 —

5.5点
♥ 0
♠ 0
♣ 5.5

カルシウム180mg

サンヨー食品
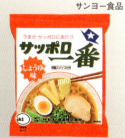
サッポロ一番 しょうゆ味 442kcal
1食分 100g あたり
- たんぱく質 10.2g
- 脂質 15.8g
- 炭水化物 64.8g
- 食塩相当量 5.6g
- カリウム —
- コレステロール —
- 食物繊維 —
- 添加糖分 —

5.5点
♥ 0
♠ 0
♣ 5.5

カルシウム200mg

サンヨー食品
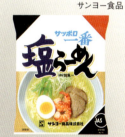
サッポロ一番 塩らーめん 443kcal
1食分 100g あたり
- たんぱく質 9.5g
- 脂質 16.6g
- 炭水化物 63.8g
- 食塩相当量 5.8g
- カリウム —
- コレステロール —
- 食物繊維 —
- 添加糖分 —

5.5点
♥ 0
♠ 0
♣ 5.5

カルシウム232mg

サンヨー食品
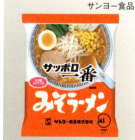
サッポロ一番 みそラーメン 445kcal
1食分 100g あたり
- たんぱく質 10.2g
- 脂質 17.1g
- 炭水化物 62.6g
- 食塩相当量 5.6g
- カリウム —
- コレステロール —
- 食物繊維 —
- 添加糖分 —

5.6点
♥ 0
♠ 0
♣ 5.6

カルシウム200mg

主食（冷凍食品…ごはん、めん、粉もの）

市販食品編　主食（冷凍食品…ごはん、めん、粉もの）

ニチレイフーズ　焼おにぎり
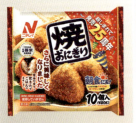
1個 48g（1袋 10個 480g）　**85 kcal**　**1.1 点**
- たんぱく質 1.9g
- 脂質 0.2g
- 炭水化物 18.8g
- 食塩相当量 0.7g
- カリウム ー
- コレステロール ー
- 食物繊維 ー
- 添加糖分 ー
- ♥ 0
- ◆ 0
- ♣ 0
- ◆ 1.1

日本水産（ニッスイ）　大きな大きな焼きおにぎり
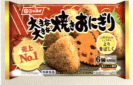
1個 80gあたり（1袋 6個 480g）　**136 kcal**　**1.7 点**
- たんぱく質 2.6g
- 脂質 0.8g
- 炭水化物 29.6g
- 食塩相当量 0.8g
- カリウム 42mg
- コレステロール 0mg
- 食物繊維 0.2g
- 添加糖分 ー
- ♥ 0
- ◆ 0
- ♣ 0
- ◆ 1.7

ニチレイフーズ　えびピラフ
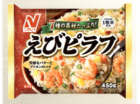
100g あたり（1袋 450g）　**141 kcal**　**1.8 点**
- たんぱく質 3.8g
- 脂質 1.9g
- 炭水化物 27.1g
- 食塩相当量 1.2g
- カリウム ー
- コレステロール ー
- 食物繊維 0.3g
- 添加糖分 ー
- ♥ 0
- ◆ 0.3
- ♣ 0.2
- ◆ 1.3

テーブルマーク　ごっつ旨いたこ焼 20個
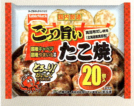
5個 100g あたり（1袋 400g）　**173 kcal**　**2.2 点**
- たんぱく質 4.8g
- 脂質 8.8g
- 炭水化物 18.6g
- 食塩相当量 1.1g
- カリウム ー
- コレステロール ー
- 食物繊維 ー
- 添加糖分 ー
- ♥ 0
- ◆ 0.1
- ♣ 0
- ◆ 2.1

日本水産（ニッスイ）　鶏ごぼうごはん
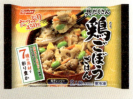
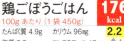
100g あたり（1袋 450g）　**176 kcal**　**2.2 点**
- たんぱく質 4.9g
- 脂質 2.9g
- 炭水化物 32.6g
- 食塩相当量 1.2g
- カリウム 96mg
- コレステロール 12mg
- 食物繊維 0.7g
- 添加糖分 ー
- ♥ +
- ◆ 0.5
- ♣ 0.3
- ◆ 1.4

マルハニチロ（あけぼの）　炒飯の極み [えび五目XO醤]
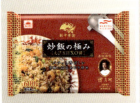
100g あたり（1袋 600g）　**199 kcal**　**2.5 点**
- たんぱく質 5.4g
- 脂質 6.6g
- 炭水化物 29.6g
- 食塩相当量 1.2g
- カリウム 46mg
- コレステロール ー
- 食物繊維 ー
- 添加糖分 ー
- ♥ 0
- ◆ 0.1
- ♣ 0
- ◆ 2.3

マルハニチロ（あけぼの）　あおり炒めの焼豚炒飯
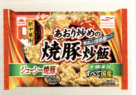
100g あたり（1袋 450g）　**210 kcal**　**2.6 点**
- たんぱく質 5.3g
- 脂質 6.7g
- 炭水化物 32.2g
- 食塩相当量 1.2g
- カリウム 37mg
- コレステロール ー
- 食物繊維 ー
- 添加糖分 ー
- ♥ 0.7
- ◆ 0.5
- ♣ 0
- ◆ 1.4

ニチレイフーズ　本格炒め炒飯®
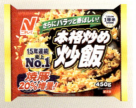
100g あたり（1袋 450g）　**223 kcal**　**2.8 点**
- たんぱく質 6.9g
- 脂質 8.0g
- 炭水化物 30.9g
- 食塩相当量 1.5g
- カリウム ー
- コレステロール ー
- 食物繊維 0.1g
- 添加糖分 ー
- ♥ 0.1
- ◆ 0.1
- ♣ 0
- ◆ 2.6

テーブルマーク　国産小麦さぬきうどん 5食
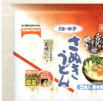
1食分 180g あたり　**245 kcal**　**3.1 点**
- たんぱく質 5.8g
- 脂質 0.9g
- 炭水化物 53.3g
- 食塩相当量 1.0g
- カリウム ー
- コレステロール ー
- 食物繊維 ー
- 添加糖分 ー
- ♥ 0
- ◆ 0
- ♣ 0
- ◆ 3.1

マルハニチロ（アクリ）　ミックスピザ3枚入
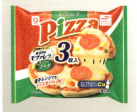
1枚 100gあたり（1袋 300g）　**251 kcal**　**3.1 点**
- たんぱく質 10.3g
- 脂質 8.4g
- 炭水化物 33.6g
- 食塩相当量 1.1g
- カリウム 145mg
- コレステロール ー
- 食物繊維 ー
- 添加糖分 ー
- ♥ +
- ◆ 0.5
- ♣ 0
- ◆ 2.6

主食（冷凍食品…ごはん、めん、粉もの）

市販食品編

銀座カリードリア（明治） 311 kcal
1個180gあたり（1袋2個360g）
- たんぱく質 7.9g
- 脂質 11.7g
- 炭水化物 43.4g
- 食塩相当量 1.5g
- カリウム —
- コレステロール —
- 食物繊維 —
- 添加糖分 —
- 3.9点
- ♠ 0.4
- ♥ 0.2
- ♣ +
- ♦ 3.3

具だくさんエビピラフ（味の素） 333 kcal
½袋225gあたり（1袋450g）
- たんぱく質 7.6g
- 脂質 3.8g
- 炭水化物 67.0g
- 食塩相当量 2.2g
- カリウム 104mg
- コレステロール —
- 食物繊維 —
- 添加糖分 —
- 4.2点
- ♠ 0
- ♥ 0.3
- ♣ 0.2
- ♦ 3.7

明治レンジピッツァ&ピッツァ（明治） 334 kcal
1枚125gあたり（1袋2枚250g）
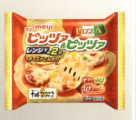
- たんぱく質 12.8g
- 脂質 12.5g
- 炭水化物 42.5g
- 食塩相当量 1.4g
- カリウム —
- コレステロール —
- 食物繊維 —
- 添加糖分 —
- 4.2点
- ♠ 0
- ♥ 1.3
- ♣ 0.6
- ♦ 2.2

五目あんかけ焼そば（マルハニチロ（あけぼの）） 345 kcal
1食分 340gあたり
- たんぱく質 10.5g
- 脂質 8.8g
- 炭水化物 55.9g
- 食塩相当量 3.7g
- カリウム 231mg
- コレステロール —
- 食物繊維 —
- 添加糖分 —
- 4.3点
- ♠ 0
- ♥ 0.2
- ♣ 0.3
- ♦ 3.8

ごっつ旨いお好み焼（テーブルマーク） 396 kcal
1袋294gあたり
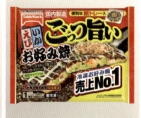
- たんぱく質 15.6g
- 脂質 17.3g
- 炭水化物 44.4g
- 食塩相当量 3.8g
- カリウム —
- コレステロール —
- 食物繊維 —
- 添加糖分 —
- 5.0点
- ♠ +
- ♥ 0.3
- ♣ 0.3
- ♦ 4.4

具だくさん五目炒飯（味の素） 401 kcal
½袋225gあたり（1袋450g）
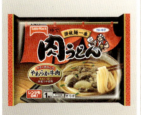
- たんぱく質 10.0g
- 脂質 13.0g
- 炭水化物 61.0g
- 食塩相当量 2.4g
- カリウム 152mg
- コレステロール —
- 食物繊維 —
- 添加糖分 —
- 5.0点
- ♠ 0.6
- ♥ 0.5
- ♣ 0.1
- ♦ 3.8

讃岐麺一番 肉うどん（テーブルマーク） 411 kcal
1袋 338gあたり
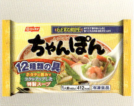
- たんぱく質 13.2g
- 脂質 8.5g
- 炭水化物 70.3g
- 食塩相当量 6.2g
- カリウム —
- コレステロール —
- 食物繊維 —
- 添加糖分 —
- 5.1点
- ♠ 0
- ♥ 1.0
- ♣ +
- ♦ 4.1

わが家の麺自慢ちゃんぽん（日本水産（ニッスイ）） 412 kcal
1食分 402gあたり
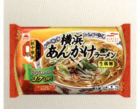
- たんぱく質 22.0g
- 脂質 8.1g
- 炭水化物 62.7g
- 食塩相当量 6.6g
- カリウム 369mg
- コレステロール 35mg
- 食物繊維 6.6g
- 添加糖分 —
- 5.2点
- ♠ 0
- ♥ 0.6
- ♣ 0.3
- ♦ 4.3

横浜あんかけラーメン（マルハニチロ（あけぼの）） 436 kcal
1食分 482gあたり
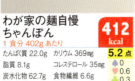
- たんぱく質 15.4g
- 脂質 11.6g
- 炭水化物 67.4g
- 食塩相当量 6.6g
- カリウム 289mg
- コレステロール —
- 食物繊維 —
- 添加糖分 —
- 5.5点
- ♠ +
- ♥ 0.9
- ♣ 0.4
- ♦ 4.2

ザ★チャーハン（味の素） 587 kcal
½袋300gあたり（1袋600g）
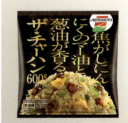
- たんぱく質 15.0g
- 脂質 19.0g
- 炭水化物 89.0g
- 食塩相当量 4.8g
- カリウム —
- コレステロール —
- 食物繊維 —
- 添加糖分 —
- 7.3点
- ♠ 0.7
- ♥ 0.8
- ♣ +
- ♦ 5.8

飲料（ビール）

	キリンビール	アサヒビール	サッポロビール	キリンビール	サッポロビール
	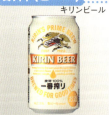	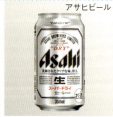	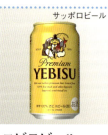	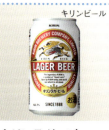	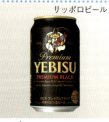
	キリン 一番搾り 生ビール	アサヒスーパードライ	ヱビスビール	キリンラガービール	ヱビス プレミアムブラック
100mlあたり (1缶350ml)	41 kcal	42 kcal	42 kcal	42 kcal	46 kcal
たんぱく質	0.3〜0.6g	0.2〜0.4g	0.5g	0.3g	0.6g
脂質	0g	0g	0g	0g	0g
糖質	2.7g	3.0g	3.2g	3.2g	3.7g
食塩相当量	0g	0〜0.02g	0g	0g	0g
アルコール	5%	5%	5%	5%	5%
点数	0.5点	0.5点	0.5点	0.5点	0.6
♠	0	0	0	0	0
♥	0	0	0	0	0
♣	0	0	0	0	0
♦	0.5	0.5	0.5	0.5	0.6
プリン体	7.8mg	5〜6mg	約11mg	6.7mg	約10mg

飲料（発泡酒）

キリンビール

淡麗グリーンラベル

100mlあたり (1缶350ml) **28 kcal**　**0.4点**
- たんぱく質 0〜0.2g
- 脂質 0g
- 糖質 0.5〜1.1g
- 食塩相当量 0g
- アルコール 4.5%
- ♠ 0　♥ 0　♣ 0　♦ 0.4
- プリン体 2.3mg

飲料（新ジャンル）

	アサヒビール	キリンビール	サントリー	アサヒビール	サッポロビール
	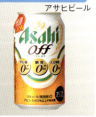	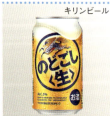	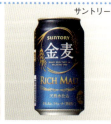		
	アサヒオフ	キリン のどごし〈生〉	金麦	クリアアサヒ	サッポロ 麦とホップ The gold
100mlあたり (1缶350ml)	22 kcal	42 kcal	43 kcal	45 kcal	46 kcal
たんぱく質	0g	0〜0.3g	0.1〜0.3g	0.1〜0.5g	0.5g
脂質	0g	0g	0g	0g	0g
糖質	0g	3.1g	3.2g	3.2g	3.5g
食塩相当量	0〜0.02g	0〜0.1g	0〜0.02g	0〜0.02g	0〜0.02g
アルコール	3〜4%未満	5%	5%	5%	5%
点数	0.3点	0.5点	0.5点	0.6点	0.6点
♠	0	0	0	0	0
♥	0	0	0	0	0
♣	0	0	0	0	0
♦	0.3	0.5	0.5	0.6	0.6
プリン体	0mg	2.3mg	約3.5mg	4.4mg	約11mg

飲料（サワー類）

アサヒビール

アサヒ Slat グレープフルーツサワー

100mlあたり (1缶350ml) **20 kcal**　**0.3点**
- たんぱく質 0g
- 脂質 0g
- 糖質 0.6g
- 食塩相当量 0.05g
- アルコール 3%
- ♠ 0　♥ 0　♣ +　♦ 0.3

飲料（サワー類）

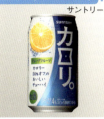
サントリー
カロリ。
＜グレープフルーツ＞
100mlあたり（1缶 350ml）
28 kcal **0.4 点**
たんぱく質 0g
脂質 0g
炭水化物 1.1g
食塩相当量 0.05～0.1g
アルコール 4%
糖類 0.65g

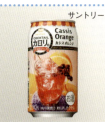
サントリー
カクテルカロリ。
＜カシスオレンジ＞
100mlあたり（1缶 350ml）
32 kcal **0.4 点**
たんぱく質 0g
脂質 0g
炭水化物 3.7g
食塩相当量 0.06～0.11g
アルコール 3%
糖類 3.23g

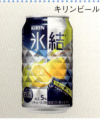
キリンビール
キリンチューハイ
氷結®シチリア産レモン
100mlあたり（1缶 350ml）
45 kcal **0.6 点**
たんぱく質 0g
脂質 0g
糖質 4.0g
食塩相当量 0～0.1g
アルコール 5%

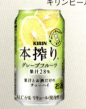
キリンビール
キリン 本搾り
グレープフルーツ
100mlあたり（1缶 350ml）
45 kcal **0.6 点**
たんぱく質 0g
脂質 0g
糖質 2.6g
食塩相当量 0g
アルコール 6%

飲料（ノンアルコールビール）

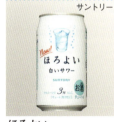
サントリー
ほろよい
＜白いサワー＞
100mlあたり（1缶 350ml）
59 kcal **0.7 点**
たんぱく質 0g
脂質 0g
炭水化物 10.3g
食塩相当量 0.03～0.07g
アルコール 3%
糖類 10.04g

サントリー
オールフリー
100mlあたり（1缶 350ml）
0 kcal **0 点**
たんぱく質 0g
脂質 0g
糖質 0g
食塩相当量 0～0.02
アルコール 0%
プリン体 0mg

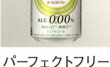
キリンビール
パーフェクトフリー
100mlあたり（1缶 350ml）
0 kcal **0 点**
たんぱく質 0～0.2g
脂質 0g
糖質 0g
食塩相当量 0～0.1g
アルコール 0.00%
プリン体 0mg

サッポロビール
サッポロ プレミアム
アルコールフリー
100mlあたり（1缶 350ml）
12 kcal **0.2 点**
たんぱく質 0～0.3g
脂質 0g
糖質 3.0g
食塩相当量 0g
アルコール 0.00%
プリン体 4.0mg

---

column
アルコール飲料の分類と表示

ビールやビールに類似した飲料が増えています。麦芽使用率によってビール、発泡酒、発泡アルコール飲料（呼称：新ジャンル）、ノンアルコールビールテイスト飲料などに分けられます。

このうち発泡アルコール飲料は、麦芽や麦以外の主材料を使った「その他の醸造酒」と、発泡酒に麦由来のリキュールを加えた「リキュール（発泡性）」があります。

ノンアルコールビールテイスト飲料は、アルコール0.00%と表示され、清涼飲料の扱いになっています。

さらに、エネルギー、糖質、プリン体、アルコールなどを減らしたもの（○○オフ）や0（ゼロ）にしたものなども売られています。ただし、栄養表示基準においては、「0（ゼロ）」の表示は、まったく含まれていないという意味ではなく、基準に満たないものを0と表示してよいことになっています。商品の成分表示をよく見て、自分に合ったものを選ぶようにしましょう。

チューハイ、ハイボール、カクテルなども種類が多く、ビール同様にエネルギーや糖類を減らしたもの、ノンアルコールテイストの商品が増えています。

「カロリー0」「糖質0」「糖類0」等の表示基準

厚生労働省の栄養表示基準より、右記の基準を満たすものについて、0（ゼロ）と表示できることになっています。

飲料 100mlあたり
- 熱量（エネルギー）：5kcal 未満
- たんぱく質：0.5g 未満
- 脂質：0.5g 未満
- 糖質：0.5g 未満
- ナトリウム：5mg 未満

飲料（コーヒー）

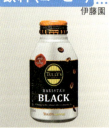

伊藤園

TULLY'S COFFEE BARISTA'S BLACK

100mlあたり（1缶 285ml） **0 kcal** **0点**
- たんぱく質 0g ♠ 0
- 脂質 0g ♥ 0
- 炭水化物 0.6g ♣ 0
- 食塩相当量 0.05g ♦ 0
- カリウム 90mg

糖類 0g

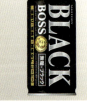

サントリー

ボス 無糖ブラック

100gあたり（1缶 185g） **0 kcal** **0点**
- たんぱく質 0g ♠ 0
- 脂質 0g ♥ 0
- 炭水化物 0〜1.0g ♣ 0
- 食塩相当量 0.03〜0.08g ♦ 0
- カリウム 約70mg

糖類 0g

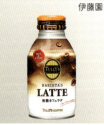

伊藤園

TULLY'S COFFEE BARISTA'S LATTE

100mlあたり（1缶 260ml） **9 kcal** **0.1点**
- たんぱく質 0.4g ♠ 0
- 脂質 0.4g ♥ 0
- 炭水化物 0.9g ♣ 0
- 食塩相当量 0.07g ♦ 0
- カリウム 80mg

糖類 0g

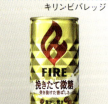

キリンビバレッジ

キリンファイア 挽きたて微糖

100gあたり（1缶 185g） **16 kcal** **0.2点**
- たんぱく質 0.6g ♠ 0
- 脂質 0.4g ♥ 0
- 炭水化物 2.2g ♣ 0
- 食塩相当量 0.11g ♦ 0
- カリウム 97mg

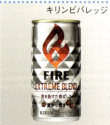

キリンビバレッジ

キリンファイア エクストリームブレンド

100gあたり（1缶 185g） **30 kcal** **0.4点**
- たんぱく質 0.7g ♠ 0
- 脂質 0.4g ♥ 0
- 炭水化物 5.8g ♣ 0
- 食塩相当量 0.09g ♦ 0
- カリウム 121mg

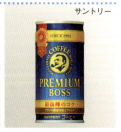

サントリー

プレミアムボス

100gあたり（1缶 185g） **33 kcal** **0.4点**
- たんぱく質 0.6g ♠ 0
- 脂質 0.5g ♥ 0
- 炭水化物 6.4g ♣ 0
- 食塩相当量 0.11g ♦ 0
- カリウム 約100mg

伊藤園

チチヤス ちょっとすっきり ミルクコーヒー

100mlあたり（1本 250ml） **36 kcal** **0.5点**
- たんぱく質 0.5g ♠ 0
- 脂質 0.5g ♥ 0
- 炭水化物 7.3g ♣ 0
- 食塩相当量 0.09g ♦ 0
- カリウム 37mg

カルシウム 46mg

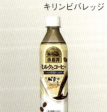

キリンビバレッジ

小岩井 ミルクとコーヒー

100mlあたり（1本 500ml） **42 kcal** **0.5点**
- たんぱく質 0.7g ♠ 0
- 脂質 0.8g ♥ 0
- 炭水化物 8.0g ♣ 0
- 食塩相当量 0.11g ♦ 0
- カリウム 63mg

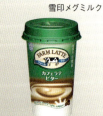

雪印メグミルク

FARM LATTE カフェラテ ビター

1本 200mlあたり **66 kcal** **0.8点**
- たんぱく質 1.8g ♠ 0
- 脂質 0.8g ♥ 0
- 炭水化物 13.0g ♣ 0
- 食塩相当量 0.19g ♦ 0
- カリウム ー

カルシウム 58mg

サントリー

スターバックス®エスプレッソ

1本 200mlあたり **85 kcal** **1.1点**
- たんぱく質 2.8g ♠ 0
- 脂質 2.6g ♥ 0
- 炭水化物 12.6g ♣ 0
- 食塩相当量 0.08g ♦ 0
- カリウム 約520mg ♦ 1.1

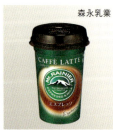

森永乳業

マウントレーニア カフェラッテ エスプレッソ

1本 240mlあたり **102 kcal** **1.3点**
- たんぱく質 2.6g ♠ 0
- 脂質 2.9g ♥ 0
- 炭水化物 16.4g ♣ 0
- 食塩相当量 0.13g ♦ 0
- カリウム 297mg ♦ 1.3

カルシウム 121mg

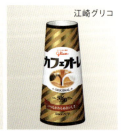

江崎グリコ

カフェオーレ

1本 180mlあたり **113 kcal** **1.4点**
- たんぱく質 3.5g ♠ 0
- 脂質 2.1g ♥ 0
- 炭水化物 20.0g ♣ 0
- 食塩相当量 0.21g ♦ 0
- カリウム ー ♦ 1.4

市販食品編

飲料（コーヒー）

サントリー

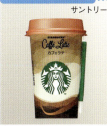

スターバックス®カフェラテ

1本200mlあたり **151** kcal / **1.9** 点
- たんぱく質 5.8g
- 脂質 6.6g
- 炭水化物 17.0g
- 食塩相当量 0.18g
- カリウム 約520mg

♥ 0 ♣ 0 ♠ 0 ♦ 1.9

森永乳業

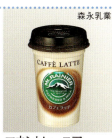

マウントレーニア カフェラッテ

1本240mlあたり **169** kcal / **2.1** 点
- たんぱく質 5.9g
- 脂質 7.5g
- 炭水化物 19.4g
- 食塩相当量 0.22g
- カリウム 425mg

♥ 0 ♣ 0 ♠ 0 ♦ 2.1

飲料（ココア）

森永製菓

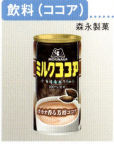

ミルクココアドリンク缶

100gあたり（1缶190g） **65** kcal / **0.8** 点
- たんぱく質 1.1g
- 脂質 1.4g
- 炭水化物 11.9g
- 食塩相当量 0.17g
- カリウム －

♥ 0 ♣ 0 ♠ 0 ♦ 0.8

飲料（紅茶）

キリンビバレッジ

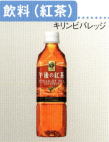

キリン 午後の紅茶 ストレートティー

100mlあたり（1本500ml） **16** kcal / **0.2** 点
- たんぱく質 0g
- 脂質 0g
- 炭水化物 4.0g
- 食塩相当量 0.02g
- カリウム 10mg

♥ 0 ♣ 0 ♠ 0 ♦ 0.2

キリンビバレッジ

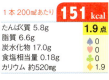

キリン 午後の紅茶 レモンティー

100mlあたり（1本500ml） **28** kcal / **0.4** 点
- たんぱく質 0g
- 脂質 0g
- 炭水化物 7.0g
- 食塩相当量 0.02g
- カリウム 7mg

♥ 0 ♣ 0 ♠ 0 ♦ 0.4

伊藤園

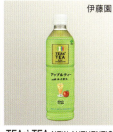

TEAs' TEA NEW AUTHENTIC アップルティー with ルイボス

100mlあたり（1本450ml） **30** kcal / **0.4** 点
- たんぱく質 0g
- 脂質 0g
- 炭水化物 7.5g
- 食塩相当量 0.02g
- カリウム 3mg

♥ 0 ♣ 0 ♠ 0 ♦ 0.4

サントリー

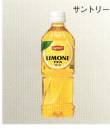

リプトン リモーネ

100mlあたり（1本500ml） **30** kcal / **0.4** 点
- たんぱく質 0g
- 脂質 0～1.0g
- 炭水化物 7.4g
- 食塩相当量 0.01～0.02g
- カリウム 10mg未満

♥ 0 ♣ 0 ♠ 0 ♦ 0.4

キリンビバレッジ

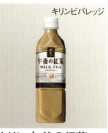

キリン 午後の紅茶 ミルクティー

100mlあたり（1本500ml） **37** kcal / **0.5** 点
- たんぱく質 0～1.0g
- 脂質 0～1.0g
- 炭水化物 7.8g
- 食塩相当量 0.07g
- カリウム 13mg

♥ 0 ♣ 0 ♠ 0 ♦ 0.5

---

column
コーヒーや紅茶の表示

コーヒーや紅茶などの飲料の種類が増えており、砂糖などの甘味（糖分）や牛乳やミルクの有無、1本あたりの容量によってエネルギーが変わります。

「無糖」や「微糖」、「ノンシュガー」、「砂糖30％低減」といった糖分についての表示は、「健康増進法」（厚生労働省）の基準に従っています。一般的に糖分については、特に表示のない普通の甘さの飲料には、200mlあたり大さじ1杯程度の砂糖（糖分）が入っています。できれば無糖や微糖など、糖分を抑えた飲料を選び、糖分のとりすぎを防ぎましょう。

牛乳やミルクが入っているものは、エネルギーは高くなりますが、カルシウム、ビタミンB_2などが期待できます。

健康増進法による糖類の表示基準（飲料100mlあたり）

同じ含有量でも「無糖」と「糖分ゼロ」、「微糖」と「低糖」のように、商品によって表示方法が異なります。

糖類の含有量	表示方法	
糖類の含有量が0.5g／100g（飲料は0.5g／100ml）以下	●「無糖」 ●「ノンシュガー」 ●「シュガーレス」	●「糖分ダイエット」 ●「糖分ゼロ」
糖類の含有量が5g／100g（飲料は2.5g／100ml）以下	●「低糖」 ●「糖分控えめ」	●「微糖」 ●「糖分カット」
糖類の含有量が比較する他の食品より100g中5g以上少ない 飲料の場合は比較する他の食品より100ml中2.5g以上少ない	●糖分30％低減 ●砂糖30％カット	※コーヒー飲料の場合は業界で定めている「コーヒー飲料等成分（7.5g／100ml）」を比較対象食品とすることが一般的です。

飲料（ソフトドリンク）

市販食品編 — 飲料（ソフトドリンク）

サントリー GREEN DA・KA・RA
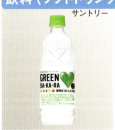
100mlあたり（1本 550ml）
19 kcal / **0.2点**
- たんぱく質 0g
- 脂質 0g
- 炭水化物 4.3g
- 食塩相当量 0.1g
- カリウム 11mg

大塚製薬 ポカリスエット
100mlあたり（1本 500ml）
25 kcal / **0.3点**
- たんぱく質 0g
- 脂質 0g
- 炭水化物 6.2g
- 食塩相当量 0.12g
- カリウム 20mg

カゴメ カゴメトマトジュース 食塩無添加
1缶160gあたり
32 kcal / **0.4点**
- たんぱく質 1.3g
- 脂質 0g
- 糖質 6.1g
- 食塩相当量 0g
- カリウム 460mg
- 食物繊維 1.1g

キリンビバレッジ キリン 世界のKitchenから ソルティライチ
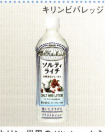
100mlあたり（1本 500ml）
34 kcal / **2.8点**
- たんぱく質 0g
- 脂質 0g
- 炭水化物 8.4g
- 食塩相当量 0.11g
- カリウム 13mg

アサヒ飲料 ウィルキンソン ジンジャーエール
100mlあたり（1本 500ml）
37 kcal / **0.5点**
- たんぱく質 0g
- 脂質 0g
- 炭水化物 9.3g
- 食塩相当量 0g
- カリウム —

キリンビバレッジ キリンレモン
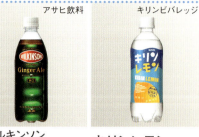
100mlあたり（1本 500ml）
40 kcal / **0.5点**
- たんぱく質 0g
- 脂質 0g
- 炭水化物 10.0g
- 食塩相当量 0.04g
- カリウム —

サントリー C.C.レモン
100mlあたり（1本 500ml）
40 kcal / **0.5点**
- たんぱく質 0g
- 脂質 0g
- 炭水化物 10.1g
- 食塩相当量 0.05g
- カリウム 10mg未満
- ビタミンC 200mg

キリンビバレッジ 小岩井 純水みかん
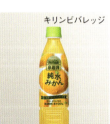
100mlあたり（1本 470ml）
44 kcal / **0.6点**
- たんぱく質 0g
- 脂質 0g
- 炭水化物 11.0g
- 食塩相当量 0.03g
- カリウム 35mg

サントリー ペプシストロング 5.0GV
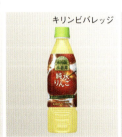
100mlあたり（1本 490ml）
46 kcal / **0.6点**
- たんぱく質 0g
- 脂質 0g
- 炭水化物 11.5g
- 食塩相当量 0.01g
- カリウム 約10mg

キリンビバレッジ 小岩井 純水りんご
100mlあたり（1本 470ml）
48 kcal / **0.6点**
- たんぱく質 0g
- 脂質 0g
- 炭水化物 12.0g
- 食塩相当量 0.04g
- カリウム 16mg

カゴメ 野菜生活100 オリジナル
1本200mlあたり
64 kcal / **0.8点**
- たんぱく質 0.8g
- 脂質 0g
- 糖質 14.8g
- 食塩相当量 0〜0.38g
- カリウム 340mg
- 食物繊維 0.3〜1.2g

カゴメ 野菜一日これ一本
1本200mlあたり
69 kcal / **0.8点**
- たんぱく質 2.4g
- 脂質 0g
- 糖質 13.7g
- 食塩相当量 0〜0.56g
- カリウム 700mg
- 食物繊維 1.2〜2.9g

飲料（乳飲料・その他飲料） 市販食品編

アサヒ飲料
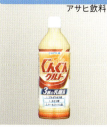
ぐんぐんグルト

100mlあたり（1本500ml）	20 kcal / 0.3点
たんぱく質	0.3g
脂質	0g
炭水化物	4.8g
食塩相当量	0.1g
カリウム	—

アサヒ飲料
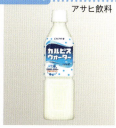
カルピスウォーター

100mlあたり（1本500ml）	45 kcal / 0.6点
たんぱく質	0.25g
脂質	0g
炭水化物	11.1g
食塩相当量	0.05g
カリウム	—

明治
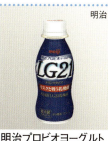
明治プロビオヨーグルト LG21 ドリンクタイプ

1本112mlあたり	78 kcal / 1.0点
たんぱく質	3.5g
脂質	0.66g
炭水化物	14.6g
食塩相当量	0.1g
カリウム	—

カルシウム129mg

森永乳業
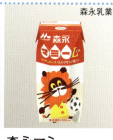
森永マミー

1本200mlあたり	92 kcal / 1.2点
たんぱく質	0.8g
脂質	—
炭水化物	22.2g
食塩相当量	0.06g
カリウム	42mg

雪印メグミルク
いちごオ・レ

1本200mlあたり	111 kcal / 1.4点
たんぱく質	2.3g
脂質	1.3g
炭水化物	22.4g
食塩相当量	0.07g
カリウム	—

オハヨー乳業
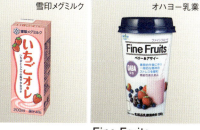
Fine Fruits ベリー＆アサイー

1本180gあたり	115 kcal / 1.4点
たんぱく質	4.3g
脂質	0.8g
炭水化物	22.6g
食塩相当量	0.18g
カリウム	—

メイトー
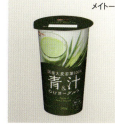
青汁＆のむヨーグルト

1本180gあたり	116 kcal / 1.5点
たんぱく質	5.6g
脂質	0.7g
炭水化物	22.1g
食塩相当量	0.19g
カリウム	—

カルシウム162mg

江崎グリコ
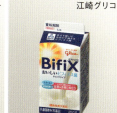
BifiX おいしいビフィズス菌 ドリンクタイプ

1本250gあたり	123 kcal / 1.5点
たんぱく質	6.6g
脂質	0.1g
炭水化物	23.9g
食塩相当量	0.31g
カリウム	—

カルシウム215mg

オハヨー乳業
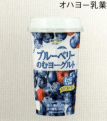
おいしく果実 ブルーベリー のむヨーグルト

1本190gあたり	125 kcal / 1.6点
たんぱく質	5.8g
脂質	0.7g
炭水化物	23.8g
食塩相当量	0.19g
カリウム	—

カルシウム181mg

オハヨー乳業
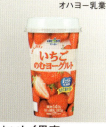
おいしく果実 いちご のむヨーグルト

1本190gあたり	130 kcal / 1.6点
たんぱく質	6.0g
脂質	0.9g
炭水化物	24.4g
食塩相当量	0.19g
カリウム	—

カルシウム185mg

雪印メグミルク
毎日骨太 1日分のカルシウム のむヨーグルト

1本190gあたり	131 kcal / 1.6点
たんぱく質	5.7g
脂質	1.7g
炭水化物	23.2g
食塩相当量	0.18g
カリウム	—

カルシウム680mg

明治
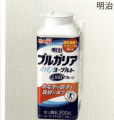
明治ブルガリア のむヨーグルト LB81 プレーン

1本200mlあたり	134 kcal / 1.7点
たんぱく質	6.2g
脂質	1.0g
炭水化物	25.2g
食塩相当量	0.2g
カリウム	—

カルシウム232mg

アイスクリーム（カップ）

赤城乳業	江崎グリコ	赤城乳業	オハヨー乳業	江崎グリコ	森永乳業
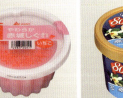	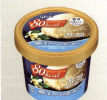	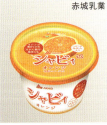	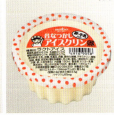	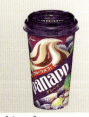	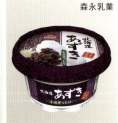
赤城しぐれ いちご	カロリーコントロールアイス〈バニラ〉	シャビィ オレンジ	昔なつかしアイスクリン	パナップ〈パリパリ食感グレープ〉	北海道あずき
1個 160mlあたり **70** kcal **0.9点**	1個 110mlあたり **80** kcal **1.0点**	1個 200mlあたり **102** kcal **1.3点**	1個 150mlあたり **134** kcal **1.7点**	1個 155mlあたり **179** kcal **2.2点**	1個 210mlあたり **224** kcal **2.8点**
たんぱく質 0g 脂質 0g 炭水化物 18.5g 食塩相当量 0.04g カリウム ― ♠ 0 ♥ 0 ♣ 0 ♦ 0.9	たんぱく質 2.0g 脂質 4.5g 糖質 8.8g 食塩相当量 ― カリウム ― ♠ 0 ♥ 0 ♣ 0 ♦ 1.0	たんぱく質 0g 脂質 0g 炭水化物 26.6g 食塩相当量 0.06g カリウム ― ♠ 0 ♥ 0 ♣ 0 ♦ 1.3	たんぱく質 3.4g 脂質 2.9g 炭水化物 23.5g 食塩相当量 0.18g カリウム ― ♠ 0 ♥ 0 ♣ 0 ♦ 1.7	たんぱく質 3.0g 脂質 7.1g 炭水化物 25.8g 食塩相当量 0.2g カリウム ― ♠ 0 ♥ 0 ♣ 0 ♦ 2.2	たんぱく質 4.4g 脂質 3.1g 炭水化物 44.5g 食塩相当量 0.12g カリウム 130mg ♠ 0 ♥ 0 ♣ 0 ♦ 2.8
森永乳業	ハーゲンダッツ	ハーゲンダッツ	ハーゲンダッツ	ハーゲンダッツ	森永乳業
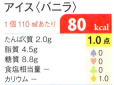	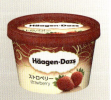	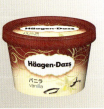	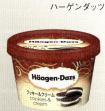	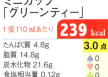	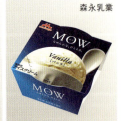
MOW（モウ）生チョコ仕立て	ミニカップ「ストロベリー」	ミニカップ「グリーンティー」	ミニカップ「バニラ」	ミニカップ「クッキー＆クリーム」	MOW（モウ）ミルクバニラ
1個 140mlあたり **226** kcal **2.8点**	1個 110mlあたり **236** kcal **3.0点**	1個 110mlあたり **239** kcal **3.0点**	1個 110mlあたり **244** kcal **3.1点**	1個 110mlあたり **247** kcal **3.1点**	1個 140mlあたり **249** kcal **3.1点**
たんぱく質 4.1g 脂質 12.3g 炭水化物 24.7g 食塩相当量 0.09g カリウム 230mg ♠ 0 ♥ 0 ♣ 0 ♦ 2.8	たんぱく質 4.2g 脂質 14.8g 炭水化物 21.4g 食塩相当量 0.11g カリウム ― ♠ 0 ♥ 0 ♣ 0 ♦ 3.0	たんぱく質 4.8g 脂質 14.8g 炭水化物 21.6g 食塩相当量 0.12g カリウム ― ♠ 0 ♥ 0 ♣ 0 ♦ 3.0	たんぱく質 4.6g 脂質 16.3g 炭水化物 19.9g 食塩相当量 0.13g カリウム ― ♠ 0 ♥ 0 ♣ 0 ♦ 3.1	たんぱく質 4.5g 脂質 15.8g 炭水化物 21.7g 食塩相当量 0.17～0.25g カリウム ― ♠ 0 ♥ 0 ♣ 0 ♦ 3.1	たんぱく質 4.8g 脂質 11.3g 炭水化物 32.0g 食塩相当量 0.13g カリウム 220mg ♠ 0 ♥ 0 ♣ 0 ♦ 3.1

市販食品編 アイスクリーム（カップ）

市販食品編

アイスクリーム（カップ）

しろくま（カップ）
丸永製菓
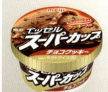
1個 255 mLあたり **275 kcal** / **3.4 点**
- たんぱく質 3.8g
- 脂質 8.2g
- 炭水化物 46.5g
- 食塩相当量 0.2g
- カリウム 237 mg
♥ 0 / ♦ 3.4 / ♣ 0

明治エッセル スーパーカップ チョコクッキー
明治
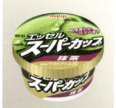
1個 200 mLあたり **297 kcal** / **3.7 点**
- たんぱく質 4.9g
- 脂質 15.3g
- 炭水化物 35.0g
- 食塩相当量 0.3g
- カリウム ―
♥ 0 / ♦ 3.7 / ♣ 0

明治エッセル スーパーカップ 抹茶
明治
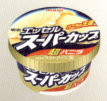
1個 200 mLあたり **304 kcal** / **3.8 点**
- たんぱく質 4.7g
- 脂質 15.7g
- 炭水化物 35.8g
- 食塩相当量 0.2g
- カリウム ―
♥ 0 / ♦ 3.8 / ♣ 0

明治エッセル スーパーカップ 超バニラ
明治
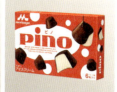
1個 200 mLあたり **380 kcal** / **4.8 点**
- たんぱく質 5.9g
- 脂質 23.5g
- 炭水化物 36.3g
- 食塩相当量 0.2g
- カリウム ―
♥ 0 / ♦ 4.8 / ♣ 0

アイスクリーム（カップ以外）

ピノ
森永乳業
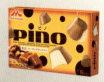
1粒 10 mLあたり（1箱 6粒入り）**31 kcal** / **0.4 点**
- たんぱく質 0.4g
- 脂質 2.0g
- 炭水化物 2.9g
- 食塩相当量 0.01g
- カリウム 23mg
♥ 0 / ♦ 0.4 / ♣ 0

ピノ 香ばしアーモンドキャラメル
森永乳業
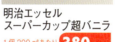
1粒 10 mLあたり（1箱 6粒入り）**31 kcal** / **0.4 点**
- たんぱく質 0.4g
- 脂質 2.0g
- 炭水化物 2.9g
- 食塩相当量 0.02g
- カリウム ―
♥ 0 / ♦ 0.4 / ♣ 0

ガリガリ君 ソーダ
赤城乳業

1本 110 mLあたり **69 kcal** / **0.9 点**
- たんぱく質 0g
- 脂質 0g
- 炭水化物 18.1g
- 食塩相当量 0.05g
- カリウム ―
♥ 0 / ♦ 0.9 / ♣ 0

パピコ〈チョココーヒー〉
江崎グリコ
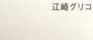
1本 80 mLあたり（1袋 2本入り）**88 kcal** / **1.1 点**
- たんぱく質 1.7g
- 脂質 3.0g
- 炭水化物 13.6g
- 食塩相当量 ―
- カリウム ―
♥ 0 / ♦ 1.1 / ♣ 0

アイスの実 ぶどう（巨峰）
江崎グリコ

1袋 84 mLあたり（7mL×12個入り）**111 kcal** / **1.4 点**
- たんぱく質 0.5g
- 脂質 1.2g
- 炭水化物 24.5g
- 食塩相当量 ―
- カリウム ―
♥ 0 / ♦ 1.4 / ♣ 0
ビタミンC100mg

BLACK
赤城乳業
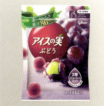
1本 83 mL **120 kcal** / **1.5 点**
- たんぱく質 2.1g
- 脂質 3.2g
- 炭水化物 20.9g
- 食塩相当量 0.07g
- カリウム ―
♥ 0 / ♦ 1.5 / ♣ 0

クーリッシュ バニラ
ロッテ
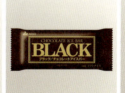
1個 140 mLあたり **153 kcal** / **1.9 点**
- たんぱく質 2.3g
- 脂質 6.7g
- 炭水化物 20.9g
- 食塩相当量 0.1g
- カリウム ―
♥ 0 / ♦ 1.9 / ♣ 0

ジャージー牛乳ソフト
オハヨー乳業
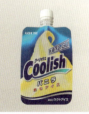
1個 180 mLあたり **215 kcal** / **2.7 点**
- たんぱく質 4.3g
- 脂質 9.4g
- 炭水化物 28.4g
- 食塩相当量 0.21g
- カリウム ―
♥ 0 / ♦ 2.7 / ♣ 0

アイスクリーム（カップ以外） / （マルチパック）

ハーゲンダッツ	江崎グリコ	森永乳業	森永製菓	ハーゲンダッツ		赤城乳業
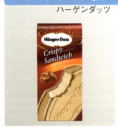	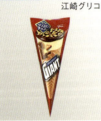	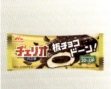	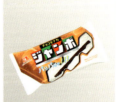	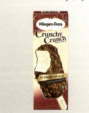		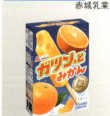
クリスピーサンド「キャラメルクラシック」	ジャイアントコーン〈チョコナッツ〉	チェリオ バニラ	チョコモナカ ジャンボ	クランチークランチ「バニラチョコレートアーモンド」		ガツン、とみかん
1個60mlあたり **252 kcal** **3.2点**	1個140mlあたり **260 kcal** **3.3点**	1本85mlあたり **298 kcal** **3.7点**	1個150mlあたり **302 kcal** **3.8点**	1個80mlあたり **268 kcal** **3.4点**		1本58mlあたり（1箱5本入り） **47 kcal** **0.6点**
たんぱく質 2.3g / 脂質 17.7g / 糖質 20.8g / 食塩相当量 0.09g / カリウム －	たんぱく質 3.5g / 脂質 15.0g / 炭水化物 27.7g / 食塩相当量 － / カリウム －	たんぱく質 4.1g / 脂質 21.5g / 炭水化物 22.1g / 食塩相当量 0.14g / カリウム 220mg	たんぱく質 3.9g / 脂質 16.7g / 炭水化物 34.1g / 食塩相当量 0.12g / カリウム －	たんぱく質 4.2g / 脂質 19.6g / 炭水化物 18.8g / 食塩相当量 0.08g / カリウム －		たんぱく質 0g / 脂質 0g / 炭水化物 12.1g / 食塩相当量 0.02g / カリウム －

オハヨー乳業	明治	井村屋	森永乳業	森永乳業	井村屋
ジャージー牛乳バー	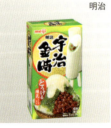 明治宇治金時	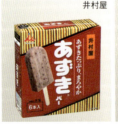 BOX あずきバー	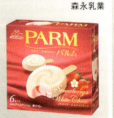 PARM（パルム）ストロベリー＆ホワイトチョコ	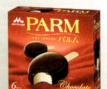 PARM（パルム）チョコレート	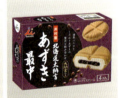 BOX 北海道大納言あずき最中
1本40mlあたり（1箱7本入り） **86 kcal** **1.1点**	1本65mlあたり（1箱6本入り） **97 kcal** **1.2点**	1本65mlあたり（1箱6本入り） **98 kcal** **1.2点**	1本55mlあたり（1箱6本入り） **132 kcal** **1.7点**	1本55mlあたり（1箱6本入り） **149 kcal** **1.9点**	1個90mlあたり（1箱4個入り） **173 kcal** **2.2点**
たんぱく質 1.6g / 脂質 4.5g / 炭水化物 9.7g / 食塩相当量 0.07g / カリウム －	たんぱく質 1.4g / 脂質 2.4g / 炭水化物 17.5g / 食塩相当量 0.1g / カリウム 74mg	たんぱく質 1.8g / 脂質 0.1g / 炭水化物 22.5g / 食塩相当量 0.09g / カリウム －	たんぱく質 1.4g / 脂質 8.8g / 炭水化物 11.8g / 食塩相当量 0.04g / カリウム 72mg	たんぱく質 1.6g / 脂質 10.2g / 炭水化物 12.6g / 食塩相当量 0.04g / カリウム 100mg	たんぱく質 2.4g / 脂質 5.0g / 炭水化物 29.7g / 食塩相当量 0.08g / カリウム －

ヨーグルト・デザート　　　　　　　　　　　　　市販食品編

メイトー
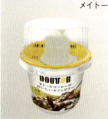
ドトールコーヒーの　おいしいカフェゼリー
1個100g+ポーション 5ml　**56 kcal**　**0.7点**
- たんぱく質 0.5g
- 脂質 1.6g
- 炭水化物 10.3g
- 食塩相当量 0.04g
- カリウム ―

♠ 0　♥ 0　♣ 0　♦ 0.7

明治
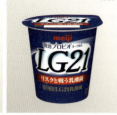
明治プロビオヨーグルト LG21
1個 112g あたり　**89 kcal**　**1.1点**
- たんぱく質 3.8g
- 脂質 3.4g
- 炭水化物 10.9g
- 食塩相当量 0.1g
- カリウム ―

♠ 1.1　♥ 0　♣ 0　♦ 0
カルシウム 134mg

たらみ
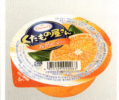
くだもの屋さん みかんゼリー
1個 160g あたり　**95 kcal**　**1.2点**
- たんぱく質 0.3g
- 脂質 0.1g
- 炭水化物 23.2g
- 食塩相当量 0.1g
- カリウム ―

♠ 0　♥ 0　♣ 0　♦ 1.2

江崎グリコ
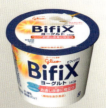
BifiX ヨーグルト
1個 140g あたり　**99 kcal**　**1.2点**
- たんぱく質 4.6g
- 脂質 2.1g
- 炭水化物 15.5g
- 食塩相当量 0.14g
- カリウム ―

♠ 1.2　♥ 0　♣ 0　♦ 0
カルシウム 134mg

森永乳業
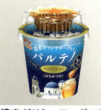
濃密ギリシャヨーグルト パルテノ はちみつ付
1個80g+はちみつ8g あたり　**102 kcal**　**1.2点**
- たんぱく質 7.9g
- 脂質 3.8g
- 炭水化物 9.7g
- 食塩相当量 0.07g
- カリウム 102mg

♠ 1.2　♥ 0　♣ 0　♦ +
カルシウム 80mg

江崎グリコ
朝食りんごヨーグルト
1個 145g あたり　**109 kcal**　**1.4点**
- たんぱく質 5.3g
- 脂質 0.7g
- 炭水化物 20.4g
- 食塩相当量 0.15g
- カリウム ―

♠ 1.4　♥ 0　♣ 0　♦ +
カルシウム 174mg

森永乳業
ビヒダス プレーンヨーグルト 加糖
1個 112g あたり　**111 kcal**　**1.4点**
- たんぱく質 3.8g
- 脂質 4.2g
- 炭水化物 14.9g
- 食塩相当量 0.1g
- カリウム 200mg

♠ 1.4　♥ 0　♣ 0　♦ +
カルシウム 130mg

明治
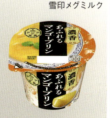
明治ブルガリアヨーグルト 脂肪0 芳醇いちご
1個 180g あたり　**121 kcal**　**1.5点**
- たんぱく質 7.7g
- 脂質 0g
- 炭水化物 21.9g
- 食塩相当量 0.2g
- カリウム ―

♠ 1.5　♥ 0　♣ 0　♦ +
カルシウム 238mg

雪印メグミルク
アジア茶房濃香あふれる マンゴープリン
1個 140g あたり　**151 kcal**　**1.9点**
- たんぱく質 0.6g
- 脂質 2.5g
- 炭水化物 31.4g
- 食塩相当量 0.34g
- カリウム ―

♠ 0　♥ 0　♣ 0　♦ 1.9

たらみ
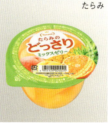
たらみのどっさり ミックスゼリー
1個 250g あたり　**168 kcal**　**2.1点**
- たんぱく質 0.5g
- 脂質 0.1g
- 炭水化物 40.9g
- 食塩相当量 0.2g
- カリウム ―

♠ 0　♥ 0　♣ 0　♦ 2.1

オハヨー乳業
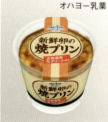
新鮮卵の焼プリン
1個 140g あたり　**187 kcal**　**2.3点**
- たんぱく質 6.5g
- 脂質 7.3g
- 炭水化物 23.9g
- 食塩相当量 0.23g
- カリウム ―

♠ 0　♥ 0　♣ 0　♦ 2.3

江崎グリコ
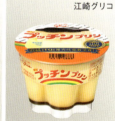
Big プッチンプリン
1個 160g あたり　**225 kcal**　**2.8点**
- たんぱく質 2.8g
- 脂質 11.4g
- 炭水化物 27.9g
- 食塩相当量 ―
- カリウム ―

♠ 0　♥ 0　♣ 0　♦ 2.8

チョコレート菓子

ネスレ エアロ
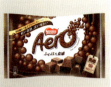
ネスレ日本

1個標準4.5gあたり (1袋81gあたり) **25 kcal** / **0.3点**
- たんぱく質 0.36g ♠ 0
- 脂質 1.5g ♥ 0
- 炭水化物 2.4g ♣ 0
- 食塩相当量 0.003〜0.01g ♦ 0.3
- カリウム —

180gピーナッツチョコレート
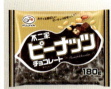
不二家

1粒標準4.6gあたり (1袋180gあたり) **27 kcal** / **0.3点**
- たんぱく質 0.6g ♠ 0
- 脂質 1.7g ♥ 0
- 糖質 2.2g ♣ 0
- 食塩相当量 0.01g ♦ 0.3
- カリウム —

バッカス
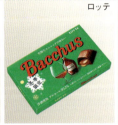
ロッテ

1粒標準5.7gあたり **28 kcal** / **0.4点**
- たんぱく質 0.3g ♠ 0
- 脂質 1.5g ♥ 0
- 炭水化物 3.0g ♣ 0
- 食塩相当量 微量 ♦ 0.4
- カリウム —

小枝〈ミルク〉
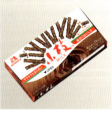
森永製菓

1袋4本標準5.9gあたり (1箱11袋入り) **32 kcal** / **0.4点**
- たんぱく質 0.42g ♠ 0
- 脂質 1.9g ♥ 0
- 炭水化物 3.4g ♣ 0
- 食塩相当量 0.01g ♦ 0.4
- カリウム —

ネスレ キットカット ミニ3枚
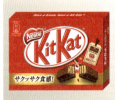
ネスレ日本

1枚標準11.6gあたり (1箱3枚入り) **64 kcal** / **0.8点**
- たんぱく質 0.82g ♠ 0
- 脂質 3.7g ♥ 0
- 炭水化物 6.9g ♣ 0
- 食塩相当量 0.01〜0.03g ♦ 0.8
- カリウム —

ネスレ キットカット ミニ オトナの甘さ3枚
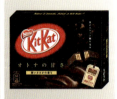
ネスレ日本

1枚標準11.3gあたり (1箱3枚入り) **64 kcal** / **0.8点**
- たんぱく質 0.68g ♠ 0
- 脂質 4.0g ♥ 0
- 炭水化物 6.4g ♣ 0
- 食塩相当量 0.02〜0.06 ♦ 0.8
- カリウム —

アーモンドクラッシュポッキー
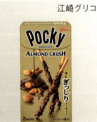
江崎グリコ

1袋20.5gあたり (1箱2袋入り) **114 kcal** / **1.4点**
- たんぱく質 2.4g ♠ 0
- 脂質 6.8g ♥ 0
- 炭水化物 10.8g ♣ 0
- 食塩相当量 — ♦ 1.4
- カリウム —

ポッキーチョコレート
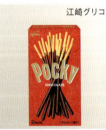
江崎グリコ

1袋36gあたり (1箱2袋入り) **182 kcal** / **2.3点**
- たんぱく質 3.1g ♠ 0
- 脂質 8.2g ♥ 0
- 炭水化物 23.9g ♣ 0
- 食塩相当量 — ♦ 2.3
- カリウム —

トッポ
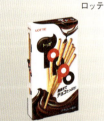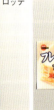
ロッテ

1袋標準36gあたり (1箱2袋入り) **194 kcal** / **2.4点**
- たんぱく質 2.5g ♠ 0
- 脂質 10.9g ♥ 0
- 炭水化物 21.6g ♣ 0
- 食塩相当量 0.3g ♦ 2.4
- カリウム —

ブランチュールミニDX フレンチホワイトチョコレート
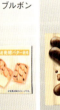
ブルボン

12個標準42gあたり **234 kcal** / **2.9点**
- たんぱく質 2.5g ♠ 0
- 脂質 13.8g ♥ 0
- 炭水化物 24.9g ♣ 0
- 食塩相当量 0.1g ♦ 2.9
- カリウム —

ガルボミニ ポケットパック
明治

1袋42gあたり **237 kcal** / **3.0点**
- たんぱく質 2.9g ♠ 0
- 脂質 14.4g ♥ 0
- 炭水化物 23.8g ♣ 0
- 食塩相当量 0.06g ♦ 3.0
- カリウム —

ラミー
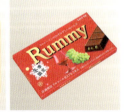
ロッテ

1本標準45gあたり **237 kcal** / **3.0点**
- たんぱく質 2.5g ♠ 0
- 脂質 14.4g ♥ 0
- 炭水化物 21.7g ♣ 0
- 食塩相当量 0.1g ♦ 3.0
- カリウム —

市販食品編 チョコレート菓子

チョコレート菓子　　　　　　　　　　　　　　　　　　　　　　　　　　　　　市販食品編

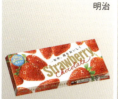
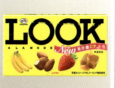
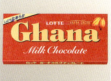
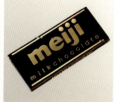
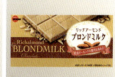

ロッテ　　　　明治　　　　不二家　　　　ロッテ　　　　明治　　　　ブルボン

クランキー
1箱 45gあたり　**249 kcal**　**3.1点**
- たんぱく質 3.2g
- 脂質 14.8g
- 炭水化物 25.8g
- 食塩相当量 0.1g
- カリウム ―

ストロベリーチョコレート
1箱 46gあたり　**273 kcal**　**3.4点**
- たんぱく質 2.6g
- 脂質 18.5g
- 炭水化物 23.9g
- 食塩相当量 0.06g
- カリウム ―

12粒ルック（ア・ラ・モード）
1箱標準47gあたり　**273 kcal**　**3.4点**
- たんぱく質 2.8g
- 脂質 18.5g
- 炭水化物 23.7g
- 食塩相当量 0.06g
- カリウム ―

ガーナミルク
1箱 50gあたり　**279 kcal**　**3.5点**
- たんぱく質 3.8g
- 脂質 16.9g
- 炭水化物 28.0g
- 食塩相当量 0.1g
- カリウム ―

ミルクチョコレート
1箱 50gあたり　**279 kcal**　**3.5点**
- たんぱく質 3.9g
- 脂質 17.4g
- 糖質 25.9g
- 食塩相当量 0.08g
- カリウム ―

リッチアーモンドブロンドミルク
1枚標準55gあたり　**332 kcal**　**4.2点**
- たんぱく質 6.1g
- 脂質 24.1g
- 炭水化物 23.3g
- 食塩相当量 0.1g
- カリウム ―
- 食物繊維 1.8g

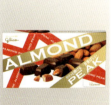
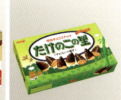
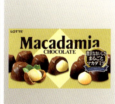
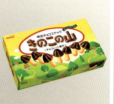
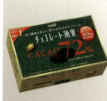
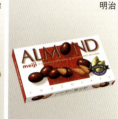

江崎グリコ　　　明治　　　　ロッテ　　　　明治　　　　明治　　　　明治

アーモンドピーク
1箱12粒60gあたり　**344 kcal**　**4.3点**
- たんぱく質 4.9g
- 脂質 22.3g
- 炭水化物 30.9g
- 食塩相当量 0.09g
- カリウム ―

たけのこの里
1箱 70gあたり　**391 kcal**　**4.9点**
- たんぱく質 5.9g
- 脂質 23.3g
- 炭水化物 39.3g
- 食塩相当量 0.38g
- カリウム ―

マカダミアチョコレート
1箱標準67gあたり　**412 kcal**　**5.2点**
- たんぱく質 4.9g
- 脂質 30.2g
- 炭水化物 30.2g
- 食塩相当量 0.1g
- カリウム ―

きのこの山
1箱 74gあたり　**417 kcal**　**5.2点**
- たんぱく質 5.8g
- 脂質 25.2g
- 炭水化物 41.7g
- 食塩相当量 0.24g
- カリウム ―

チョコレート効果カカオ72%
1箱 75gあたり　**427 kcal**　**5.3点**
- たんぱく質 8.0g
- 脂質 30.8g
- 糖質 25.1
- 食塩相当量 0.01g
- カリウム ―
- 食物繊維 8.6g

アーモンドチョコ
1箱 88gあたり　**500 kcal**　**6.3点**
- たんぱく質 10.3g
- 脂質 33.6g
- 糖質 36.9g
- 食塩相当量 0.1g
- カリウム ―

ビスケット・クッキー・パイ

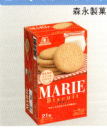
森永製菓
マリー
1枚標準 5.4g あたり **24 kcal** **0.3 点**
（1箱 21 枚入り）
たんぱく質 0.4g
脂質 0.6g
炭水化物 4.3g
食塩相当量 0.04g
カリウム ―

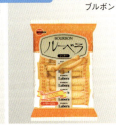
ブルボン
ルーベラ
1本標準 5.2g あたり **28 kcal** **0.4 点**
（1袋 10 本入り）
たんぱく質 0.4g
脂質 1.6g
糖質 ―
食塩相当量 0.03g
カリウム ―

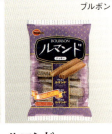
ブルボン
ルマンド
1本標準 7.4g あたり **37 kcal** **0.5 点**
（1袋 13 本入り）
たんぱく質 0.4g
脂質 1.5g
炭水化物 5.4g
食塩相当量 0.03g
カリウム ―

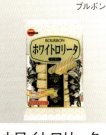
ブルボン
ホワイトロリータ
1本標準 7.0g あたり **38 kcal** **0.5 点**
（1袋 15 本入り）
たんぱく質 0.3g
脂質 2.1g
炭水化物 4.4g
食塩相当量 0.03g
カリウム ―

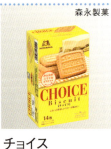
森永製菓
チョイス
1枚標準 8.7g あたり **44 kcal** **0.6 点**
（1箱 14 枚入り）
たんぱく質 0.5g
脂質 2.1g
炭水化物 5.8g
食塩相当量 0.04g
カリウム ―

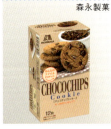
森永製菓
チョコチップクッキー
1枚標準 9.3g あたり **49 kcal** **0.6 点**
（1箱 12 枚入り）
たんぱく質 0.5g
脂質 2.5g
炭水化物 6.0g
食塩相当量 0.04g
カリウム ―

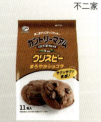
不二家
11枚カントリーマアムクリスピー（まろやかショコラ）
1枚標準 9.0g あたり **49 kcal** **0.6 点**
（1袋 11 枚入り）
たんぱく質 0.5g
脂質 2.7g
炭水化物 5.6g
食塩相当量 0.06g
カリウム ―

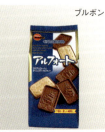
ブルボン
アルフォート
1枚標準 10.1g あたり **53 kcal** **0.7 点**
（1袋 11 枚入り）
たんぱく質 0.8g
脂質 2.8g
炭水化物 6.2g
食塩相当量 0.07g
カリウム ―

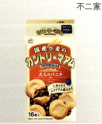
不二家
16枚カントリーマアム（大人のバニラ）
1枚標準 11.6g あたり **55 kcal** **0.7 点**
（1袋 16 枚入り）
たんぱく質 0.6g
脂質 2.6g
炭水化物 7.4g
食塩相当量 0.06g
カリウム ―

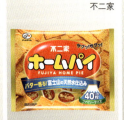
不二家
40枚ホームパイ
2枚1包標準 10g あたり **56 kcal** **0.7 点**
（1袋 40 枚入り）
たんぱく質 0.6g
脂質 3.2g
炭水化物 6.1g
食塩相当量 0.03g
カリウム ―

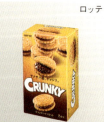
ロッテ
クランキービスケット〈オリジナル〉
1枚標準 11g あたり **57 kcal** **0.7 点**
（1箱 8 枚入り）
たんぱく質 0.8g
脂質 2.8g
炭水化物 7.0g
食塩相当量 0.1g
カリウム ―

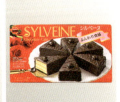
ブルボン
シルベーヌ
1個標準 20g あたり **103 kcal** **1.3 点**
（1箱 6 個入り）
たんぱく質 1.3g
脂質 6.5g
炭水化物 9.9g
食塩相当量 0.04g
カリウム ―

ビスケット・クッキー・パイ

市販食品編

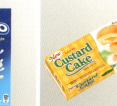

モンデリーズ・ジャパン

オレオ バニラクリーム

107 kcal / 1.3点
2枚あたり（1箱9枚×2パック入り）
- たんぱく質 1.2g ♠0
- 脂質 5.0g ♥0
- 炭水化物 14.7g ♦0
- 食塩相当量 0.2g ♣0
- カリウム － ♦1.3

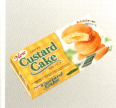

ロッテ

カスタードケーキ

125 kcal / 1.6点
1個27.5gあたり（1箱6個入り）
- たんぱく質 1.5g ♠0
- 脂質 6.8g ♥0
- 炭水化物 14.6g ♦0
- 食塩相当量 0.1g ♣0
- カリウム － ♦1.6

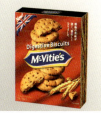

明治

マクビティダイジェスティブビスケット

131 kcal / 1.7点
1袋3枚あたり（1箱4袋入り）
- たんぱく質 1.9g ♠0
- 脂質 5.6g ♥0
- 糖質 17.9g ♦0
- 食塩相当量 0.51g ♣0
- カリウム － ♦1.7
- 食物繊維 1.1g

明治

マクビティ バニラクリーム

141 kcal / 1.8点
1袋2枚あたり（1箱4袋入り）
- たんぱく質 1.8g ♠0
- 脂質 6.8g ♥0
- 糖質 17.8g ♦0
- 食塩相当量 0.38g ♣0
- カリウム － ♦1.8
- 食物繊維 0.8g

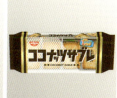

日清シスコ

ココナッツサブレ

143 kcal / 1.8点
1袋5枚標準30gあたり（1パック5枚×4袋入り）
- たんぱく質 1.9g ♠0
- 脂質 5.3g ♥0
- 炭水化物 22.0g ♦0
- 食塩相当量 0.3g ♣0
- カリウム － ♦1.8

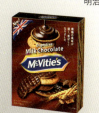

明治

マクビティ ミルクチョコレート

151 kcal / 1.9点
1袋3枚あたり（1箱4袋入り）
- たんぱく質 2.1g ♠0
- 脂質 7.6g ♥0
- 糖質 18.2g ♦0
- 食塩相当量 0.36g ♣0
- カリウム － ♦1.9
- 食物繊維 1.0g

ロッテ

チョコパイ

162 kcal / 2.0点
1個標準32gあたり（1箱6個入り）
- たんぱく質 1.8g ♠0
- 脂質 9.7g ♥0
- 炭水化物 16.8g ♦0
- 食塩相当量 0.1g ♣0
- カリウム － ♦2.0

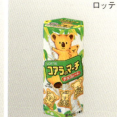

ロッテ

コアラのマーチ

266 kcal / 3.3点
1箱50gあたり
- たんぱく質 2.7g ♠0
- 脂質 14.5g ♥0
- 炭水化物 31.3g ♦0
- 食塩相当量 0.3g ♣0
- カリウム － ♦3.3

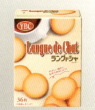

ヤマザキビスケット

ラングドシャ S

313 kcal / 3.9点
1パック18枚あたり（1箱18枚×2パック入り）
- たんぱく質 3.3g ♠0
- 脂質 15.9g ♥0
- 炭水化物 39.2g ♦0
- 食塩相当量 0.04g ♣0
- カリウム － ♦3.9

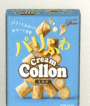

江崎グリコ

クリームコロン〈ミルク〉

317 kcal / 4.0点
1パック56gあたり
- たんぱく質 2.8g ♠0
- 脂質 19.6g ♥0
- 炭水化物 32.4g ♦0
- 食塩相当量 － ♣0
- カリウム － ♦4.0

ヤマザキビスケット

バタークッキー S

391 kcal / 4.9点
1パック10枚あたり（1パック10枚×2パック入り）
- たんぱく質 4.7g ♠0
- 脂質 21.3g ♥0
- 炭水化物 45.1g ♦0
- 食塩相当量 0.4g ♣0
- カリウム － ♦4.9

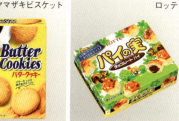

ロッテ

パイの実

398 kcal / 5.0点
1箱73gあたり
- たんぱく質 4.5g ♠0
- 脂質 23.2g ♥0
- 炭水化物 42.7g ♦0
- 食塩相当量 0.5g ♣0
- カリウム － ♦5.0

スナック菓子・クラッカー

モンデリーズ・ジャパン

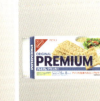

リッツ クラッカー S
6枚あたり (1箱13枚×3パック入り) **101 kcal** 1.3点
- たんぱく質 1.6g ♠ 0
- 脂質 4.8g ♥ 0
- 炭水化物 12.9g ♦ 0
- 食塩相当量 0.3g ♣ 1.3
- カリウム ―

モンデリーズ・ジャパン

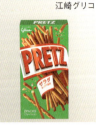

プレミアム
1パック5枚あたり (1箱5枚×8パック入り) **136 kcal** 1.7点
- たんぱく質 3.1g ♠ 0
- 脂質 4.2g ♥ 0
- 炭水化物 21.8g ♦ 0
- 食塩相当量 0.9g ♣ 1.7
- カリウム ―

江崎グリコ

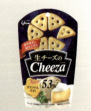

プリッツ〈サラダ〉
1袋69gあたり (1箱2袋入り) **175 kcal** 2.2点
- たんぱく質 3.6g ♠ 0
- 脂質 7.8g ♥ 0
- 炭水化物 22.5g ♦ 0
- 食塩相当量 0.7g ♣ 2.2
- カリウム ―

江崎グリコ

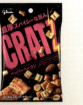

生チーズのチーザ〈カマンベール仕立て〉
1袋40gあたり **219 kcal** 2.7点
- たんぱく質 3.7g ♠ 0
- 脂質 13.3g ♥ 0
- 炭水化物 21.1g ♦ 0
- 食塩相当量 1.3g ♣ 2.7
- カリウム ―

江崎グリコ

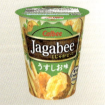

クラッツ〈ペッパーベーコン〉
1袋42gあたり **223 kcal** 2.8点
- たんぱく質 5.1g ♠ 0
- 脂質 12.4g ♥ 0
- 炭水化物 22.7g ♦ 0
- 食塩相当量 1.0g ♣ 2.8
- カリウム ―

カルビー

Jagabee うすしお味
1個40gあたり **232 kcal** 2.9点
- たんぱく質 2.2g ♠ 0
- 脂質 15.7g ♥ 0
- 炭水化物 20.5g ♦ 0
- 食塩相当量 0.2g ♣ 2.9
- カリウム ―

ヤマザキビスケット

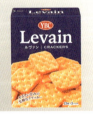

ルヴァン S
1パック13枚あたり (1箱13枚×3パック入り) **254 kcal** 3.2点
- たんぱく質 3.8g ♠ 0
- 脂質 12.1g ♥ 0
- 炭水化物 32.4g ♦ 0
- 食塩相当量 0.7g ♣ 3.2
- カリウム ―

ヤマザキビスケット

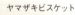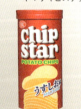

チップスター S うすしお味
1パック50gあたり **266 kcal** 3.3点
- たんぱく質 3.2g ♠ 0
- 脂質 15.5g ♥ 0
- 炭水化物 28.5g ♦ 0
- 食塩相当量 0.5g ♣ 3.3
- カリウム ―

湖池屋

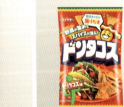

ドンタコス チリタコス味
1袋58gあたり **291 kcal** 3.6点
- たんぱく質 4.1g ♠ 0
- 脂質 13.9g ♥ 0
- 炭水化物 37.4g ♦ 0
- 食塩相当量 1.22g ♣ 3.6
- カリウム ―

カルビー

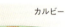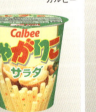

じゃがりこ サラダ
1個60gあたり **298 kcal** 3.7点
- たんぱく質 4.1g ♠ 0
- 脂質 14.4g ♥ 0
- 炭水化物 38.1g ♦ 0
- 食塩相当量 0.8g ♣ 3.7
- カリウム ―

明治

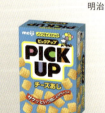

ピックアップチーズあじ
1袋50gあたり **299 kcal** 3.7点
- たんぱく質 1.4g ♠ 0
- 脂質 20.9g ♥ 0
- 炭水化物 26.2g ♦ 0
- 食塩相当量 0.86g ♣ 3.7
- カリウム ―

UHA味覚糖

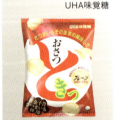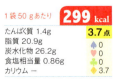

おさつどきっ〈プレーン味〉
1袋65gあたり **301 kcal** 3.8点
- たんぱく質 0.7～2.6g ♠ 0
- 脂質 12.5g ♥ 0
- 糖質 45.8g ♦ 0
- 食塩相当量 0.02～0.05g ♣ 3.8
- カリウム ―

スナック菓子・クラッカー

市販食品編

湖池屋
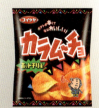
カラムーチョチップス ホットチリ味
1袋 55gあたり **308kcal** 3.9点
たんぱく質 2.9g
脂質 19.8g
炭水化物 29.5g
食塩相当量 0.83g
カリウム ―
♥ 0 ♠ 0 ♣ 0 ♦ 3.9

湖池屋
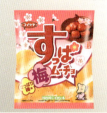
すっぱムーチョチップス さっぱり梅味
1袋 55gあたり **310kcal** 3.9点
たんぱく質 2.8g
脂質 19.8g
炭水化物 30.1g
食塩相当量 0.82g
カリウム ―
♥ 0 ♠ 0 ♣ 0 ♦ 3.9

湖池屋
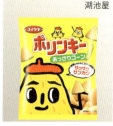
ポリンキーあっさりコーン
1袋 60gあたり **316kcal** 4.0点
たんぱく質 2.5g
脂質 17.0g
炭水化物 38.0g
食塩相当量 1.29g
カリウム ―
♥ 0 ♠ 0 ♣ 0 ♦ 4.0

明治
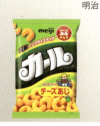
カールチーズあじ
1袋 64gあたり **324kcal** 4.1点
たんぱく質 4.5g
脂質 15.2g
炭水化物 42.5g
食塩相当量 1.19g
カリウム ―
♥ 0 ♠ 0 ♣ 0 ♦ 4.1

カルビー
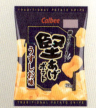
堅あげポテト うすしお味
1袋 65gあたり **333kcal** 2.3点
たんぱく質 3.9g
脂質 17.4g
炭水化物 40.2g(糖質)
食塩相当量 0.6g
カリウム ―
♥ 0 ♠ 0 ♣ 0 ♦ 2.3

カルビー
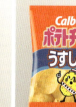
ポテトチップス うすしお味
1袋 60gあたり **336kcal** 4.2点
たんぱく質 2.8g
脂質 21.6g
炭水化物 32.8g
食塩相当量 0.6g
カリウム ―
♥ 0 ♠ 0 ♣ 0 ♦ 4.2

湖池屋
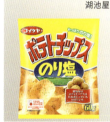
コイケヤポテトチップス のり塩 Mサイズ
1袋 60gあたり **337kcal** 4.2点
たんぱく質 2.2g
脂質 21.6g
炭水化物 33.5g
食塩相当量 0.73g
カリウム ―
♥ 0 ♠ 0 ♣ 0 ♦ 4.2

カルビー
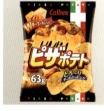
ピザポテト
1袋63gあたり **348kcal** 4.4点
たんぱく質 3.3g
脂質 22.0g
炭水化物 34.7g
食塩相当量 0.8g
カリウム ―
♥ 0 ♠ 0 ♣ 0 ♦ 4.4

ハウス食品
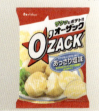
オー・ザック〈あっさり塩味〉
1袋 68gあたり **378kcal** 4.7点
たんぱく質 2.8g
脂質 24.2g
炭水化物 37.4g
食塩相当量 0.88g
カリウム ―
♥ 0 ♠ 0 ♣ 0 ♦ 4.7

ハウス食品
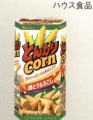
とんがりコーン〈焼とうもろこし〉
1箱75gあたり **406kcal** 5.1点
たんぱく質 4.0g
脂質 22.8g
炭水化物 46.2g
食塩相当量 1.1g
カリウム ―
♥ 0 ♠ 0 ♣ 0 ♦ 5.1

カルビー
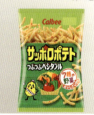
サッポロポテト つぶつぶベジタブル
1袋85gあたり **413kcal** 5.2点
たんぱく質 5.1g
脂質 17.9g
炭水化物 57.9g
食塩相当量 1.1g
カリウム ―
♥ 0 ♠ 0 ♣ 0 ♦ 5.2

カルビー
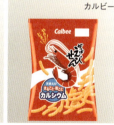
かっぱえびせん
1袋 90gあたり **445kcal** 5.6点
たんぱく質 5.7g
脂質 19.9g
炭水化物 60.7g
食塩相当量 2.1g
カリウム ―
♥ 0 ♠ 0 ♣ 0 ♦ 5.6

カルシウム113mg

せんべい・あられ

	三幸製菓	ブルボン	亀田製菓	岩塚製菓	天乃屋	亀田製菓
	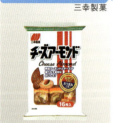	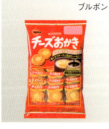	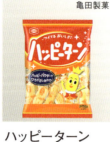	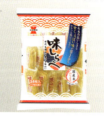	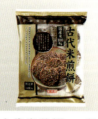	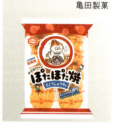
	16枚 チーズアーモンド	チーズおかき	ハッピーターン	味しらべ	古代米煎餅 14枚	ぽたぽた焼
基準	1枚(2.9g)あたり (1袋16枚入り)	1枚標準3.7gあたり (1袋22枚入り)	1個包装あたり (1袋120g入り)	1内袋2枚あたり (1袋34枚入り)	1枚あたり (1袋14枚入り)	1個包装2枚あたり (1袋22枚入り)
kcal	15	17	21	35	38	53
点	0.2	0.2	0.3	0.4	0.5	0.7
たんぱく質	0.36g	0.3g	0.2g	0.3g	0.5g	0.5g
脂質	0.85g	0.6g	1.1g	1.5g	1.5g	1.2g
炭水化物	1.5g	2.6g	2.5g	5.0g	5.5g	10.1g
食塩相当量	0.03g	0.05g	0.06g	0.1g	0.1g	0.23g
カリウム	―	―	―	―	―	―
♥	0	0	0	0	0	0
♠	0	0	0	0	0	0
♣	0	0	0	0	0	0
♦	0.2	0.2	0.3	0.4	0.5	0.7

	三幸製菓	天乃屋	亀田製菓	岩塚製菓	三幸製菓	天乃屋
	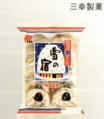	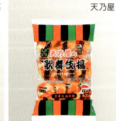	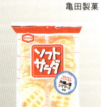	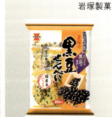	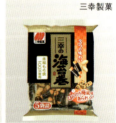	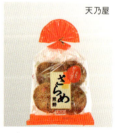
	24枚 雪の宿	歌舞伎揚11枚	ソフトサラダ	岩塚の黒豆せんべい	85g 三幸の海苔巻	ざらめ煎餅 6枚
基準	1個包装2枚 13.4gあたり	1枚あたり (1袋11枚入り)	1個包装2枚あたり (1袋20枚入り)	1枚あたり (1袋10枚入り)	1小袋17gあたり (1製品5袋入り)	1枚あたり (1袋6枚入り)
kcal	62	63	69	78	82	94
点	0.8	0.8	0.9	1.0	1.0	1.2
たんぱく質	0.6g	0.5g	0.6g	2.4g	2.5g	1.2g
脂質	2.1g	3.5g	2.5g	2.8g	2.5g	0.1g
炭水化物	10.1g	7.2g	11.1g	10.9g	10.0g	22.0g
食塩相当量	0.2g	0.2g	0.25g	0.1g	0.3g	0.4g
カリウム	―	―	―	―	―	―
♥	0	0	0	0	0	0
♠	0	0	0	0	0	0
♣	0	0	0	0	0	0
♦	0.8	0.8	0.9	1.0	1.0	1.2

市販食品編 せんべい・あられ

せんべい・あられ　　市販食品編

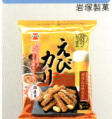
岩塚製菓
大人のえびカリ
1内袋19gあたり（1袋95g入り） **100 kcal** **1.3点**
- たんぱく質 2.1g ♥ 0
- 脂質 5.9g ♠ 0
- 炭水化物 9.6g ♣ 0
- 食塩相当量 0.3g ♦ 1.3
- カリウム —

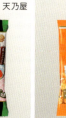
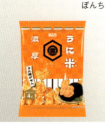
天乃屋
ぷち歌舞伎揚 えびサラダ味
1内袋あたり（1袋6袋入り） **103 kcal** **1.3点**
- たんぱく質 1.0g ♥ 0
- 脂質 6.5g ♠ 0
- 炭水化物 10.1g ♣ 0
- 食塩相当量 0.2g ♦ 1.3
- カリウム —

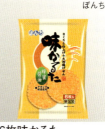
ぼんち
4袋うに米
小袋20gあたり（1袋4小袋80g入り） **109 kcal** **1.4点**
- たんぱく質 1.0g ♥ 0
- 脂質 6.7g ♠ 0
- 炭水化物 11.1g ♣ 0
- 食塩相当量 0.4g ♦ 1.4
- カリウム —

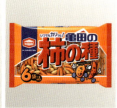
ぼんち
6枚味かるた 蜂蜜醤油
1枚あたり（1袋6枚入り） **111 kcal** **1.4点**
- たんぱく質 0.9g ♥ 0
- 脂質 6.5g ♠ 0
- 炭水化物 12.2g ♣ 0
- 食塩相当量 0.4g ♦ 1.4
- カリウム —

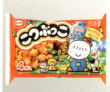
亀田製菓
亀田の柿の種
1個包装あたり（1袋6個包装200g入り） **157 kcal** **2.0点**
- たんぱく質 4.5g ♥ 0
- 脂質 5.8g ♠ 0
- 炭水化物 21.6g ♣ 0
- 食塩相当量 0.41g ♦ 2.0
- カリウム —

亀田製菓
こつぶっこ
1個包装約31gあたり（1袋124g入り） **167 kcal** **2.1点**
- たんぱく質 1.5g ♥ 0
- 脂質 9.4g ♠ 0
- 炭水化物 19.0g ♣ 0
- 食塩相当量 0.56g ♦ 2.1
- カリウム —

カルシウム75mg

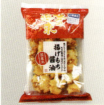
越後製菓
味の追求 揚げもちしょうゆ
1袋80gあたり **444 kcal** **5.6点**
- たんぱく質 3.1g ♥ 0
- 脂質 28.0g ♠ 0
- 炭水化物 45.0g ♣ 0
- 食塩相当量 1.2g ♦ 5.6
- カリウム —

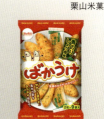
栗山米菓
18枚ばかうけ 青のり
100gあたり（1袋18枚入り） **470 kcal** **5.9点**
- たんぱく質 5.2g ♥ 0
- 脂質 18.4g ♠ 0
- 炭水化物 70.9g ♣ 0
- 食塩相当量 2.14g ♦ 5.9
- カリウム —

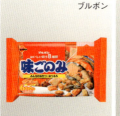
ブルボン
味ごのみファミリー
100gあたり（1袋6パック130g入り） **477 kcal** **6.0点**
- たんぱく質 9.4g ♥ 0
- 脂質 19.8g ♠ 0
- 炭水化物 65.4g ♣ 0
- 食塩相当量 1.9g ♦ 6.0
- カリウム —

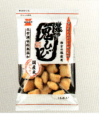
岩塚製菓
岩塚の鬼ひび塩
100gあたり（1袋130g入り） **493 kcal** **6.2点**
- たんぱく質 6.3g ♥ 0
- 脂質 20.5g ♠ 0
- 炭水化物 70.9g ♣ 0
- 食塩相当量 0.6g ♦ 6.2
- カリウム —

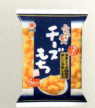
越後製菓
ふんわり名人 チーズもち
1袋85gあたり **499 kcal** **6.2点**
- たんぱく質 3.6g ♥ 0
- 脂質 34.1g ♠ 0
- 炭水化物 44.5g ♣ 0
- 食塩相当量 1.4g ♦ 6.2
- カリウム —

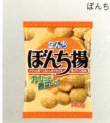
ぼんち
140g ぼんち揚
100gあたり（1袋140g入り） **527 kcal** **6.6点**
- たんぱく質 4.6g ♥ 0
- 脂質 30.7g ♠ 0
- 炭水化物 58.1g ♣ 0
- 食塩相当量 2.4g ♦ 6.6
- カリウム —

キャンディ・キャラメル・グミ

モンデリーズ・ジャパン
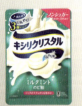
キシリクリスタル ミルクミントのど飴
1粒標準3.5gあたり
(1袋59.5g入り)
9 kcal
たんぱく質 0g
脂質 0.02g
炭水化物 3.5g
食塩相当量 0g
カリウム ―
0.1点
♥ 0
♠ 0
♣ 0
♦ 0.1
キシリトール 0.8g

ロッテ
小梅
小玉1粒標準2.6g
あたり(1袋68g入り)
10 kcal
たんぱく質 0g
脂質 0g
炭水化物 2.5g
食塩相当量 微量
カリウム ―
0.1点
♥ 0
♠ 0
♣ 0
♦ 0.1

不二家
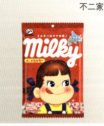
120gミルキー袋
1粒標準3.6gあたり
(1袋120g入り)
15 kcal
たんぱく質 0.1g
脂質 0.3g
炭水化物 2.9g
食塩相当量 0g
カリウム ―
0.2点
♥ 0
♠ 0
♣ 0
♦ 0.2

森永製菓
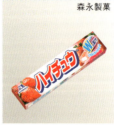
ハイチュウ〈ストロベリー〉
1粒標準4.6gあたり
(12粒入り)
19 kcal
たんぱく質 0.07g
脂質 0.35g
炭水化物 3.8g
食塩相当量 0g
カリウム ―
0.2点
♥ 0
♠ 0
♣ 0
♦ 0.2

カバヤ食品
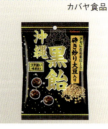
沖縄黒飴
1粒標準5.0gあたり
(1袋180g入り)
19.4 kcal
たんぱく質 0.2g
脂質 0.13g
炭水化物 4.47g
食塩相当量 0.05g
カリウム ―
0.2点
♥ 0
♠ 0
♣ 0
♦ 0.2

不二家
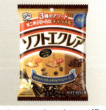
104gソフトエクレア袋バニラ
1粒標準4.4gあたり
(1袋104g入り)
20 kcal
たんぱく質 0.2g
脂質 0.7g
糖質 3.3g
食塩相当量 0g
カリウム ―
0.3点
♥ 0
♠ 0
♣ 0
♦ 0.3
チョコ1粒4.4g20kcal, コーヒー1粒4.4g20kcal

森永製菓
ミルクキャラメル
1粒標準4.9gあたり
(1箱12粒入り)
21 kcal
たんぱく質 0.19g
脂質 0.51g
炭水化物 3.8g
食塩相当量 0.01g
カリウム ―
0.3点
♥ 0
♠ 0
♣ 0
♦ 0.3
カルシウム5.1mg

カバヤ食品
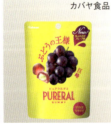
ピュアラルグミ 巨峰
1製品50gあたり
147 kcal
たんぱく質 1.9g
脂質 0.1g
炭水化物 38.9g
食塩相当量 0.11g
カリウム ―
1.8点
♥ 0
♠ 0
♣ 0
♦ 1.8

明治
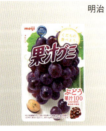
果汁グミ ぶどう
1袋51gあたり
169 kcal
たんぱく質 3.1g
脂質 0g
炭水化物 39.2g
食塩相当量 0.03g
カリウム ―
2.1点
♥ 0
♠ 0
♣ 0
♦ 2.1
コラーゲン2700mg

明治
チェルシー バタースカッチ
1箱45gあたり
199 kcal
たんぱく質 0.2g
脂質 5.1g
炭水化物 38.2g
食塩相当量 0.31g
カリウム ―
2.5点
♥ 0
♠ 0
♣ 0
♦ 2.5

UHA味覚糖
味覚糖のど飴
1袋90gあたり
349 kcal
たんぱく質 0g
脂質 0g
炭水化物 87.4g
食塩相当量 0g
カリウム ―
4.4点
♥ 0
♠ 0
♣ 0
♦ 4.4

UHA味覚糖
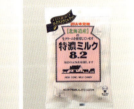
特濃ミルク8.2
100gあたり
(1袋105g入り)
419 kcal
たんぱく質 2.6g
脂質 10.3g
炭水化物 81.6g
食塩相当量 0.5g
カリウム ―
5.2点
♥ 0
♠ 0
♣ 0
♦ 5.2

バランス栄養食品　　　市販食品編

江崎グリコ
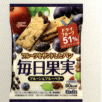
毎日果実
1個包装22.5g（3枚）あたり　**80 kcal　1.0点**
たんぱく質 1.2g
脂質 0.8g
炭水化物 —
食塩相当量 0.1g
カリウム 136mg
カルシウム114mg、鉄1.2mg

江崎グリコ
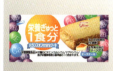
バランスオン mini ケーキ チーズケーキ
1個標準23gあたり　**98 kcal　1.2点**
たんぱく質 1.1g
脂質 4.5g
糖質 13.0g
食塩相当量 0.22g
カリウム —
食物繊維1.1g

江崎グリコ
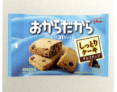
おからだから〈チョコチップ〉
1袋22gあたり（1袋2個入り）　**100 kcal　1.3点**
たんぱく質 1.2g
脂質 5.1g
糖質 10.9g
食塩相当量 0.22g
カリウム 40mg
カルシウム114mg、鉄1.2mg

大塚製薬
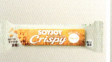
ソイジョイ クリスピー プレーン
1本25gあたり　**123 kcal　1.5点**
たんぱく質 6.4g
脂質 7.3g
糖質 —
食塩相当量 0.1〜0.21g
カリウム —
大豆イソフラボン14mg

大塚製薬
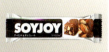
ソイジョイ アーモンド＆チョコレート
1本30gあたり　**146 kcal　1.8点**
たんぱく質 5.4g
脂質 9.9g
糖質 —
食塩相当量 0.11〜0.23g
カリウム —
大豆イソフラボン14mg

アサヒグループ食品
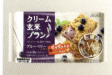
バランスアップ クリーム玄米ブラン ブルーベリー
1個包装36g（2枚）あたり　**176 kcal　2.2点**
たんぱく質 2.2g
脂質 9.5g
糖質 19.0g
食塩相当量 0.2g
カリウム —
カルシウム238mg

森永製菓
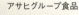
ウイダー inゼリー エネルギー
1袋180gあたり　**180 kcal　2.3点**
たんぱく質 0g
脂質 0g
炭水化物 45.0g
食塩相当量 0.1g
カリウム —
ビタミンA45〜120μg、ビタミンB:0.09〜0.22mg

アサヒグループ食品
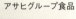
バランスアップ クリーム玄米ブラン クリームチーズ
1個包装36g（2枚）あたり　**183 kcal　2.3点**
たんぱく質 2.5g
脂質 11.0g
糖質 17.0g
食塩相当量 0.3g
カリウム —
カルシウム227mg

アサヒグループ食品
1本満足バー シリアルチョコ
1本37gあたり　**189 kcal　2.4点**
たんぱく質 2.7g
脂質 10g
糖質 21.0g
食塩相当量 0.22g
カリウム —
食物繊維2.2g

日本ケロッグ
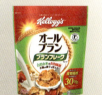
オールブラン ブランフレーク プレーン
1食60gあたり　**218 kcal　2.7点**
たんぱく質 4.4g
脂質 1.2g
炭水化物 50.9g
食塩相当量 0.9g
カリウム —
食物繊維5.6g

カルビー
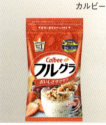
フルグラ
1食50gあたり（1袋380g入り）　**221 kcal　2.8点**
たんぱく質 3.6g
脂質 7.9g
炭水化物 —
食塩相当量 0.2g
カリウム 134mg
食物繊維4.5g、カルシウム17mg

大塚製薬
カロリーメイトブロック チーズ味
4本80gあたり　**400 kcal　5.0点**
たんぱく質 8.4g
脂質 22.2g
糖質 40.7g
食塩相当量 0.9g
カリウム 100mg
カルシウム200mg、鉄2.5mg

料理の種類から選べる索引

料理や食品の種類別に五十音順に並べています。
まずは、下記の項目索引から料理の種類のページを検索し、
探したい料理をひいてください。

外食	コンビニ・惣菜	市販食品

各マークは、カテゴリーの料理や食品を指します。

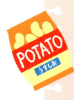

おでん …………………………113
おやつ・デザート ………………113
　ケーキ・洋菓子 ………………113
　中国風 …………………………113
　和菓子 …………………………113
　市販品／アイスクリーム ………113
　市販品／キャンディ・キャラメル・グミ …114
　市販品／スナック菓子・クラッカー ……114
　市販品／せんべい・あられ ……115
　市販品／チョコレート菓子 ……115
　市販品／バランス栄養食品 ……115
　市販品／ビスケット・クッキー・パイ…115
　市販品／ヨーグルト・デザート …116
カレー …………………………**116**
魚介料理 ………………………**116**
　市販品 …………………………117
軽食 ……………………………**117**
　市販品 …………………………118
ごはん料理 ……………………**118**
　おにぎり ………………………118
　カレー …………………………118

　すし ……………………………118
　中国風・韓国風 ………………118
　洋風 ……………………………118
　和風 ……………………………119
　市販品 …………………………119
サラダ …………………………**119**
汁物・スープ …………………**119**
卵料理 …………………………**119**
定食 ……………………………**120**
肉料理 …………………………**120**
　市販品 …………………………121
飲み物 …………………………**122**
　アルコール飲料 ………………122
　コーヒー・紅茶・ココア ………122
　ソフトドリンク・ジュース類 …123
　乳飲料類 ………………………123
　ノンアルコールビール ………123
パン料理 ………………………**123**
　菓子パン ………………………123
　サンドイッチ …………………123
　惣菜パン ………………………123

　ハンバーガー …………………124
ピザ・グラタン・ドリア ………**124**
　市販品 …………………………124
ファストフード …………………**124**
　ハンバーガー …………………124
　サイドメニュー ………………124
弁当 ……………………………**124**
豆・大豆・大豆製品料理 ……**125**
めん料理 ………………………**125**
　アジア風 ………………………125
　うどん …………………………125
　そば ……………………………125
　パスタ・スパゲティ …………125
　焼きめん ………………………126
　ラーメン・中華めん …………126
　市販品／カップめん …………126
　市販品／袋めん ………………126
　市販品／冷凍食品 ……………126
　市販品／パスタソース ………126
野菜・芋料理 …………………**126**

カテゴリー	料理名	ページ
【おでん】		
◎	おでん定食	20
★	おでん盛り合わせ（小カップ）	76
★	おでん盛り合わせ（大カップ）	76
★	厚揚げ	77
★	イカげそ天	77
★	イワシつみれ	77
★	ウインナ巻き	77
★	うどん	77
★	エビつみれ	77
★	がんもどき	77
★	牛すじ	77
★	ごぼう巻き	76
★	こんにゃく	76
★	こんぶ	76
★	さつま揚げ	77
★	しらたき	77
★	そば	77
★	大根	77
★	卵	77
★	ちくわ	77
★	豚角煮	76
★	餅入り巾着	77
★	ラーメン	76
★	ロールキャベツ	76

カテゴリー	料理名	ページ
【おやつ・デザート】		
ケーキ・洋菓子		
◎	アイスクリーム	56
◎	かぼちゃのタルト	57
★	クッキー	81
◎	コーヒーゼリー	56
◎	シュークリーム	57
★	シュークリーム	82
◎	ショートケーキ	57
◎	チーズケーキ	57
★	チーズケーキ	82
◎	チョコレートケーキ	57
★	ティラミス	82
◎	ドーナツ	55
★	バウムクーヘン	81
★	パウンドケーキ	81
★	プリン	82
◎	プリンアラモード	56
◎	ベリーのタルト	57
◎	ホットアップルパイ　マクドナルド	54
◎	ミルフィーユ	57
◎	レアチーズケーキ	57
★	ロールケーキ	82
★	ワッフル	81

カテゴリー	料理名	ページ
中国風		
★	杏仁豆腐	82
★	あんまん	75
★	肉まん	75
★	ピザまん	75
和菓子		
★	あんころもち	82
◎	今川焼き（カスタード）	51
◎	小倉白玉	58
◎	おしるこ	58
★	カステラ	81
★	きんつば	81
◎	クリームあんみつ	58
◎	白玉あんみつ	58
◎	ぜんざい	58
★	大福	81
◎	たい焼き（つぶあん）	51
◎	ところてん	58
★	どら焼き	81
★	みたらし団子	81
◎	みつ豆	58
★	わらびもち	82
市販品／アイスクリーム		
◆	アイスの実 ぶどう（巨峰）　江崎グリコ	99
◆	赤城しぐれ いちご　赤城乳業	98

INDEX

カテゴリー	料理名	ページ
◆	ガツン、とみかん 赤城乳業	100
◆	ガリガリ君ソーダ 赤城乳業	99
◆	カロリーコントロールアイス〈バニラ〉 江崎グリコ	98
◆	クーリッシュ バニラ ロッテ	99
◆	クランチークランチ「バニラチョコレートアーモンド」ハーゲンダッツ	100
◆	クリスピーサンド「キャラメルクラシック」ハーゲンダッツ	100
◆	ジャージー牛乳ソフト オハヨー乳業	99
◆	ジャージー牛乳バー オハヨー乳業	100
◆	ジャイアントコーン〈チョコナッツ〉 江崎グリコ	100
◆	シャビィ オレンジ 赤城乳業	98
◆	しろくま(カップ) 丸永製菓	99
◆	チェリオ バニラ 森永乳業	100
◆	チョコモナカ ジャンボ 森永製菓	100
◆	パナップ〈パリパリ食感グレープ〉 江崎グリコ	98
◆	パピコ〈チョココーヒー〉 江崎グリコ	99
◆	PARM(パルム) ストロベリー&ホワイトチョコ 森永乳業	100
◆	PARM(パルム) チョコレート 森永乳業	100
◆	ピノ 森永乳業	99
◆	ピノ 香ばしアーモンドキャラメル 森永乳業	99
◆	BLACK 赤城乳業	99
◆	北海道あずき 森永乳業	98
◆	BOX あずきバー 井村屋	100
◆	BOX 北海道大納言 あずき最中 井村屋	100
◆	ミニカップ「クッキー&クリーム」ハーゲンダッツ	98
◆	ミニカップ「グリーンティー」ハーゲンダッツ	98
◆	ミニカップ「ストロベリー」ハーゲンダッツ	98
◆	ミニカップ「バニラ」ハーゲンダッツ	98
◆	昔なつかしアイスクリン オハヨー乳業	98
◆	明治宇治金時 明治	100
◆	明治エッセルスーパーカップ 超バニラ 明治	99
◆	明治エッセルスーパーカップ チョコクッキー 明治	99
◆	明治エッセルスーパーカップ 抹茶 明治	99
◆	MOW(モウ) 生チョコ仕立て 森永乳業	98
◆	MOW(モウ) ミルクバニラ 森永乳業	98

市販品／キャンディ・キャラメル・グミ

カテゴリー	料理名	ページ
◆	沖縄黒飴 カバヤ食品	110
◆	果汁グミ ぶどう 明治	110
◆	キシリクリスタル ミルクミントのど飴 モンデリーズ・ジャパン	110
◆	小梅 ロッテ	110
◆	チェルシー バタースカッチ 明治	110
◆	特濃ミルク 8.2 UHA味覚糖	110
◆	ハイチュウ〈ストロベリー〉 森永製菓	110
◆	104g ソフトエクレア袋 バニラ 不二家	110
◆	120g ミルキー袋 不二家	110
◆	ピュアラルグミ 巨峰 カバヤ食品	110
◆	味覚糖のど飴 UHA味覚糖	110
◆	ミルクキャラメル 森永製菓	110

市販品／スナック菓子・クラッカー

カテゴリー	料理名	ページ
◆	オー・ザック〈あっさり塩味〉 ハウス食品	107
◆	おさつどきっ〈プレーン味〉 UHA味覚糖	106
◆	カール チーズあじ 明治	107
◆	堅あげポテト うすしお味 カルビー	107
◆	かっぱえびせん カルビー	107
◆	カラムーチョチップス ホットチリ味 湖池屋	107
◆	クラッツ〈ペッパーベーコン〉 江崎グリコ	106
◆	コイケヤポテトチップス のり塩 Mサイズ 湖池屋	107
◆	サッポロポテト つぶつぶベジタブル カルビー	107
◆	Jagabee うすしお味 カルビー	106
◆	じゃがりこ サラダ カルビー	106
◆	すっぱムーチョチップス さっぱり梅味 湖池屋	107
◆	チップスター S うすしお味 ヤマザキビスケット	106
◆	とんがりコーン〈焼とうもろこし〉 ハウス食品	107
◆	ドンタコス チリタコス味 湖池屋	106
◆	生チーズのチーザ〈カマンベール仕立て〉 江崎グリコ	106
◆	ピザポテト カルビー	107
◆	ピックアップ チーズあじ 明治	106
◆	プリッツ〈サラダ〉 江崎グリコ	106

INDEX

カテゴリー	料理名	ページ
◆	プレミアム　モンデリーズ・ジャパン	106
◆	ポテトチップス うすしお味　カルビー	107
◆	ポリンキー あっさりコーン　湖池屋	107
◆	リッツ クラッカー S　モンデリーズ・ジャパン	106
◆	ルヴァン S　ヤマザキビスケット	106

市販品／せんべい・あられ

カテゴリー	料理名	ページ
◆	味ごのみファミリー　ブルボン	109
◆	味しらべ　岩塚製菓	108
◆	味の追求 揚げもちしょうゆ　越後製菓	109
◆	岩塚の鬼ひび塩　岩塚製菓	109
◆	岩塚の黒豆せんべい　岩塚製菓	108
◆	大人のえびカリ　岩塚製菓	109
◆	歌舞伎揚 11 枚　天乃屋	108
◆	亀田の柿の種　亀田製菓	109
◆	古代米煎餅 14 枚　天乃屋	108
◆	こつぶっこ　亀田製菓	109
◆	ざらめ煎餅 6 枚　天乃屋	108
◆	16 枚 チーズアーモンド　三幸製菓	108
◆	18 枚 ばかうけ 青のり　栗山米菓	109
◆	ソフトサラダ　亀田製菓	108
◆	チーズおかき　ブルボン	108
◆	24 枚 雪の宿　三幸製菓	108
◆	85g 三幸の海苔巻　三幸製菓	108
◆	ハッピーターン　亀田製菓	108
◆	140g ぼんち揚　ぼんち	109
◆	ぷち歌舞伎揚 えびサラダ味　天乃屋	109

カテゴリー	料理名	ページ
◆	ふんわり名人 チーズもち　越後製菓	109
◆	ぽたぽた焼　亀田製菓	108
◆	4 袋うに米　ぼんち	109
◆	6 枚味かるた 蜂蜜醤油　ぼんち	109

市販品／チョコレート菓子

カテゴリー	料理名	ページ
◆	アーモンドクラッシュポッキー　江崎グリコ	102
◆	アーモンドチョコ　明治	103
◆	アーモンドピーク　江崎グリコ	103
◆	ガーナミルク　ロッテ	103
◆	ガルボミニ ポケットパック　明治	102
◆	きのこの山　明治	103
◆	クランキー　ロッテ	103
◆	小枝〈ミルク〉　森永製菓	102
◆	12 粒ルック（ア・ラ・モード）　不二家	103
◆	ストロベリーチョコレート　明治	103
◆	たけのこの里　明治	103
◆	チョコレート効果 カカオ 72%　明治	103
◆	トッポ　ロッテ	102
◆	ネスレ エアロ　ネスレ日本	102
◆	ネスレ キットカット ミニ オトナの甘さ 3 枚　ネスレ日本	102
◆	ネスレ キットカット ミニ 3 枚　ネスレ日本	102
◆	バッカス　ロッテ	102
◆	180g ピーナッツチョコレート　不二家	102
◆	ブランチュールミニ DX フレンチホワイトチョコレート　ブルボン	102

カテゴリー	料理名	ページ
◆	ポッキーチョコレート　江崎グリコ	102
◆	マカダミアチョコレート　ロッテ	103
◆	ミルクチョコレート　明治	103
◆	ラミー　ロッテ	102
◆	リッチアーモンド ブロンドミルク　ブルボン	103

市販品／バランス栄養食品

カテゴリー	料理名	ページ
◆	1 本満足バー シリアルチョコ　アサヒグループ食品	111
◆	ウイダー in ゼリー エネルギー　森永製菓	111
◆	オールブラン ブランフレーク プレーン　日本ケロッグ	111
◆	おからだから〈チョコチップ〉　江崎グリコ	111
◆	カロリーメイトブロック チーズ味　大塚製薬	111
◆	ソイジョイ アーモンド & チョコレート　大塚製薬	111
◆	ソイジョイ クリスピー プレーン　大塚製薬	111
◆	バランスアップ クリーム玄米ブラン クリームチーズ　アサヒグループ食品	111
◆	バランスアップ クリーム玄米ブラン ブルーベリー　アサヒグループ食品	111
◆	バランスオン mini ケーキ チーズケーキ　江崎グリコ	111
◆	フルグラ　カルビー	111
◆	毎日果実　江崎グリコ	111

市販品／ビスケット・クッキー・パイ

カテゴリー	料理名	ページ
◆	アルフォート　ブルボン	104

カテゴリー	料理名	ページ
◆	オレオ バニラクリーム モンテリーズ・ジャパン	105
◆	カスタードケーキ ロッテ	105
◆	クランキービスケット〈オリジナル〉 ロッテ	104
◆	クリームコロン〈ミルク〉 江崎グリコ	105
◆	コアラのマーチ ロッテ	105
◆	ココナッツサブレ 日清シスコ	105
◆	11枚カントリーマアムクリスピー（まろやかショコラ） 不二家	104
◆	16枚カントリーマアム（大人のバニラ） 不二家	104
◆	シルベーヌ ブルボン	104
◆	チョイス 森永製菓	104
◆	チョコチップクッキー 森永製菓	104
◆	チョコパイ ロッテ	105
◆	パイの実 ロッテ	105
◆	バタークッキー S ヤマザキビスケット	105
◆	ホワイトロリータ ブルボン	104
◆	マクビティ ダイジェスティブビスケット 明治	105
◆	マクビティ バニラクリーム 明治	105
◆	マクビティ ミルクチョコレート 明治	105
◆	マリー 森永製菓	104
◆	40枚ホームパイ 不二家	104
◆	ラングドシャ S ヤマザキビスケット	105
◆	ルーベラ ブルボン	104
◆	ルマンド ブルボン	104

カテゴリー	料理名	ページ
市販品／ヨーグルト・デザート		
◆	アジア茶房 濃香あふれるマンゴープリン 雪印メグミルク	101
◆	くだもの屋さん みかんゼリー たらみ	101
◆	新鮮卵の焼プリン オハヨー乳業	101
◆	大学いも 日本水産（ニッスイ）	85
◆	たらみのどっさりミックスゼリー たらみ	101
◆	朝食りんごヨーグルト 江崎グリコ	101
◆	ドトールコーヒーのおいしいカフェゼリー メイトー	101
◆	濃密ギリシャヨーグルト パルテノ はちみつ付 森永乳業	101
◆	Big プッチンプリン 江崎グリコ	101
◆	ビヒダス プレーンヨーグルト 加糖 森永乳業	101
◆	BifiX ヨーグルト 江崎グリコ	101
◆	明治ブルガリアヨーグルト 脂肪0 芳醇いちご 明治	101
◆	明治プロビオヨーグルト LG21 明治	101

【カレー】

カテゴリー	料理名	ページ
◎	大盛りカレー（ビーフ）	39
◎	カツカレー	39
★	カツカレー	69
◎	カレーうどん	27
★	カレーライス	68
★	カレーライス弁当	67
◎	キーマカレー	39
◎	シーフードカレー	38
◎	タイカレー	39
◎	チキンカレー	38
◆	ディナーカレー レトルト 辛口 エスビー食品	86
◆	ディナーカレー レトルト 中辛 エスビー食品	86
◆	ディナーカレー レトルト マイルドリッチ甘口 エスビー食品	86
◎	ドライカレー	33
◎	ビーフカレー	38
◎	ポークカレー	38
◎	豆カレー	39
◎	野菜カレー	38

【魚介料理】

カテゴリー	料理名	ページ
◎	アサリのスープスパゲティ	40
◎	アジの塩焼き定食	20
◎	アジフライ	23
★	アジフライ	75
◎	アジフライ定食	21
◎	イカフライ	23
◎	イカ焼き	31
◎	ウナ重	32
◎	エビクリームコロッケ	24
◎	エビグラタン	41
◎	エビシューマイ	44

INDEX

カテゴリー	料理名	ページ
★	エビチリ	62
◎	エビチリソース定食	42
◎	エビピラフ	33
◎	エビフライ	23
◎	エビフライ定食	34
◎	エビ蒸しギョーザ	44
	おでん	
★	イワシつみれ	77
★	エビつみれ	77
◎	カキフライ	23
◎	カキフライ定食	34
◎	カニクリームコロッケ	25
◎	カニクリームコロッケ定食	35
◎	カレイの煮つけ定食	20
★	魚介とトマトのスパゲティ	71
★	西京焼き（サケ）	62
◎	サケのムニエル定食	34
◎	刺し身定食	20
◎	刺し身盛り合わせ	31
★	サバみそ煮	63
◎	サバのみそ煮定食	21
★	シーフード（ピザ）	66
◎	シーフードカレー	38
◎	シーフードリゾット	33
	すし	
◎	江戸前ちらし	28
◎	押しずし（バッテラ２貫）	29
◎	軍艦巻き（イクラ２貫）	29
◎	軍艦巻き（ウニ２貫）	29
◎	軍艦巻き（ねぎとろ２貫）	29
◎	五目ちらし	28
◎	鉄火丼	28
◎	鉄火巻き	28
◎	にぎり（アジ２貫）	29
◎	にぎり（アナゴ２貫）	29
◎	にぎり（イカ２貫）	29
◎	にぎり（エビ２貫）	29
◎	にぎり（タイ２貫）	29
◎	にぎり（マグロ赤身２貫）	29
◎	にぎり（マグロとろ２貫）	29
◎	にぎりずし	28
◎	ねぎとろ丼	28
★	ねぎとろ巻き	72
◎	スモークサーモンマリネ	65
◎	天丼	32
◎	天ぷら定食	21
◎	パエリヤ	33
★	八宝菜	62
◎	八宝菜定食	42
◎	ブリの照り焼き定食	21
◎	ペスカトーレスパゲティ	41
◎	ホタテクリームコロッケ	25
◎	ホッケの干物	31
★	ホッケの干物	74
◎	ボンゴレスパゲティ	40
◎	ミックスフライ（エビ、カキ、豚もも肉）	23
◎	ミックスフライ定食（エビ、ホタテ、クリームコロッケ）	35

市販品

カテゴリー	料理名	ページ
◆	いか天ぷら　マルハニチロ（あけぼの）	84
◎	海老カツバーガー　モスバーガー	53
◆	えびピラフ　ニチレイフーズ	90
◆	エビ寄せフライ　味の素	85
◆	カップに入ったエビのグラタン　味の素	84
◆	具だくさん エビピラフ　味の素	91
◆	こんがりと焼いたえびグラタン２個入　マルハニチロ（アクリ）	85
◆	白身＆タルタルソース　マルハニチロ（あけぼの）	85
◎	フィッシュバーガー　モスバーガー	53
◆	プリプリのエビシューマイ　味の素	84

【軽食】

カテゴリー	料理名	ページ
★	アメリカンドッグ	75
★	あんまん	75
◎	お好み焼き	51
◎	たこ焼き	51
◎	チヂミ	49
★	肉まん	75
★	ピザまん	75

INDEX

カテゴリー	料理名	ページ
◎	広島焼き	51

市販品		
◆	ごっつ旨い お好み焼 テーブルマーク	90
◆	ごっつ旨い たこ焼 20個 テーブルマーク	90

【ごはん料理】

おにぎり		
★	梅おにぎり	72
◆	大きな大きな焼きおにぎり 日本水産（ニッスイ）	90
★	おかかおにぎり	72
★	サケおにぎり	72
★	ツナマヨおにぎり	72
★	鶏五目おにぎり	72
★	明太子おにぎり	72
◆	焼おにぎり ニチレイフーズ	90

カレー		
◎	大盛りカレー（ビーフ）	39
◎	カツカレー	39
★	カツカレー	69
★	カレーライス	68
★	カレーライス弁当	67
◎	シーフードカレー	38
◎	タイカレー	39

カテゴリー	料理名	ページ
◎	チキンカレー	38
◎	ドライカレー	33
◎	ビーフカレー	38
◎	ポークカレー	38
◎	野菜カレー	38

すし		
◎	いなりずし（2個）	29
◎	江戸前ちらし	28
◎	押しずし（バッテラ2貫）	29
◎	おしんこ巻き（細巻き5切れ）	29
◎	カッパ巻き（細巻き5切れ）	29
◎	かんぴょう巻き（細巻き5切れ）	29
◎	軍艦巻き（イクラ2貫）	29
◎	軍艦巻き（ウニ2貫）	29
◎	軍艦巻き（ねぎとろ2貫）	29
◎	五目ちらし	28
★	助六セット	72
◎	茶巾ずし（2個）	29
◎	鉄火丼	28
◎	鉄火巻き	28
◎	にぎり（アジ2貫）	29
◎	にぎり（アナゴ2貫）	29
◎	にぎり（イカ2貫）	29
◎	にぎり（エビ2貫）	29
◎	にぎり（タイ2貫）	29
◎	にぎり（卵2貫）	29

カテゴリー	料理名	ページ
◎	にぎり（マグロ赤身2貫）	29
◎	にぎり（マグロとろ2貫）	29
◎	にぎりずし	28
◎	ねぎとろ丼	28
★	ねぎとろ巻き	72
◎	太巻き（2切れ）	29

中国風・韓国風		
◎	石焼きビビンバ	49
◎	クッパ	49
◎	チャーハン	45
◎	中華がゆ	45
◎	中華ちまき	45
◎	中華丼	45
★	中華丼	68
★	ビビンバ	69

洋風		
◎	エビピラフ	33
◎	オムライス	33
★	オムライス	68
◎	シーフードリゾット	33
◎	チキンピラフ	33
◎	ドライカレー	33
◎	ドリア	33
◎	パエリヤ	33
◎	ハヤシライス	39

INDEX

カテゴリー	料理名	ページ
◎	ライスコロッケ	25

和風

カテゴリー	料理名	ページ
◎	ウナ重	32
◎	親子丼	32
★	親子丼	68
◎	カツ丼	32
★	カツ丼	69
◎	釜飯	32
◎	牛丼	32
★	牛丼	68
◎	卵丼	32
◎	天丼	32
★	天丼（ミニサイズ）	68

市販品

カテゴリー	料理名	ページ
◆	あおり炒めの焼豚炒飯 マルハニチロ（あけぼの）	90
◆	えびピラフ ニチレイフーズ	91
◆	大きな大きな焼きおにぎり 日本水産（ニッスイ）	90
◆	銀座カリードリア 明治	91
◆	具だくさん エビピラフ 味の素	91
◆	具だくさん 五目炒飯 味の素	91
◆	ザ★チャーハン 味の素	91
◆	サトウのごはん 発芽玄米ごはん サトウ食品	87
◆	サトウのごはん 新潟県産コシヒカリ サトウ食品	87
◆	炒飯の極み［えび五目 XO 醤］マルハニチロ（あけぼの）	90
◆	鶏ごぼうごはん 日本水産（ニッスイ）	90
◆	本格炒め炒飯® ニチレイフーズ	90
◆	まごころ一膳 富士山の銘水で炊きあげた白がゆ キユーピー	87
◆	まごころ一膳 富士山の銘水で炊きあげた玉子がゆ キユーピー	87
◆	マルちゃん ふっくら赤飯 東洋水産	87
◆	モスライスバーガー 彩り野菜のきんぴら（国産野菜使用）モスバーガー	52
◆	焼おにぎり ニチレイフーズ	90

【サラダ】

カテゴリー	料理名	ページ
★	オクラのねばねばサラダ	64
◎	ガドガド（インドネシア風サラダ）	50
◎	コールスロー ケンタッキー	54
★	コールスローサラダ	73
◎	コーンサラダ ケンタッキー	54
★	シーザーサラダ	66
◎	じゃこサラダ	31
★	じゃこ水菜サラダ	64
◎	スモークサーモンマリネ	65
◎	チョレギサラダ	48
★	ツナコーンサラダ	73
◎	生春巻き	50
★	生春巻き	65
◎	ナムル	49
★	春雨サラダ	64
★	フレッシュ野菜サラダ	73
★	ほうれん草のごまあえ	73
★	ポテトサラダ	65
★	蒸し鶏のサラダ	64
★	明太子ポテトサラダ	73

【汁物・スープ】

カテゴリー	料理名	ページ
◎	チゲ	49
◎	トム・ヤム・クン	50

市販品

カテゴリー	料理名	ページ
◆	カップ入生みそタイプみそ汁 あさげ 永谷園	87
◆	クノール® カップスープ コーンクリーム 味の素	87
◆	クノール® カップスープ チキンコンソメ 味の素	87
◆	クノール® ふんわりたまごスープ 味の素	87
◆	スープはるさめ かきたま エースコック	87

【卵料理】

カテゴリー	料理名	ページ
◎	オムライス	33
★	オムライス	68
◎	オムレツ定食	35
◎	親子丼	32
★	親子丼	68
◆	クノール® ふんわりたまごスープ 味の素	87

119

INDEX

カテゴリー	料理名	ページ
◆	新鮮卵のふっくらオムレツ テーブルマーク	84
★	だし巻き卵	65
★	卵(おでん)	77
★	卵サンドイッチ	78
◎	卵丼	32
◎	茶巾ずし(2個)	29
◎	月見うどん	27
◎	天津めん	47
◎	にぎり(卵2貫)	29
◆	まごころ一膳 富士山の銘水で炊きあげた玉子がゆ キユーピー	87

【定食】

カテゴリー	料理名	ページ
◎	アジの塩焼き定食	20
◎	アジフライ定食	21
◎	エビチリソース定食	42
◎	エビフライ定食	34
◎	おでん定食	20
◎	オムレツ定食	35
◎	カキフライ定食	34
◎	家常豆腐定食	43
◎	カニクリームコロッケ定食	35
◎	カレイの煮つけ定食	20
◎	ギョーザ定食	42
◎	サケのムニエル定食	34
◎	刺し身定食	20

カテゴリー	料理名	ページ
◎	サバのみそ煮定食	21
◎	松花堂弁当	20
◎	しょうが焼き定食	21
◎	ステーキ定食	35
◎	酢豚定食	43
◎	青椒肉絲定食	43
◎	天ぷら定食	21
◎	鶏肉の照り焼き定食	21
◎	肉野菜いため定食	43
◎	八宝菜定食	42
◎	ハンバーグステーキ定食	34
◎	ビーフシチュー定食	35
◎	ブリの照り焼き定食	21
◎	回鍋肉定食	43
◎	ポークソテー定食	34
◎	麻婆豆腐定食	42
◎	麻婆なす定食	43
◎	ミックスフライ定食(エビ、ホタテ、クリームコロッケ)	35
◎	メンチカツ定食	35
◎	レバにらいため定食	42

【肉料理】

カテゴリー	料理名	ページ
◎	揚げギョーザ	44
★	揚げ鶏のねぎソースかけ	74
◎	梅しそ巻きカツ	22

カテゴリー	料理名	ページ
◎	親子丼	32
★	親子丼	68
◎	カツカレー	39
★	カツカレー	69
★	カツサンドイッチ	79
◎	カツ丼	32
★	カツ丼	69
★	から揚げ	62
★	から揚げ弁当	69
◎	牛カルビ肉(味つけ)	48
★	牛カルビ弁当	69
★	牛すじ(おでん)	77
◎	牛丼	32
★	牛丼	68
◎	牛肉コロッケ	24
◎	牛ハラミ(味つけ)	48
◎	牛ミノ(味つけ)	48
◎	牛ロース肉(塩)	48
★	ギョーザ	63
◎	ギョーザ定食	42
◎	串カツ	22
◎	サーロインステーキ	37
★	シューマイ	63
◎	しょうが焼き定食	21
◎	小籠包	44
◎	水ギョーザ	44
◎	ステーキ定食	35

カテゴリー	料理名	ページ
★	酢豚	63
◎	酢豚定食	43
★	竜田揚げ棒	74
◎	タン塩	48
◎	タンドリーチキン	50
◎	チーズ入りカツ	23
★	チキンサンドイッチ	79
◎	チキンソテー	37
◎	チキンピラフ	33
★	青椒肉絲	62
◎	青椒肉絲定食	43
★	照り焼きチキン (ピザ)	66
◎	照り焼きハンバーグ	36
◎	鶏から揚げ	31
◎	鶏肉の照り焼き定食	21
★	豚カツ	63
★	豚カツ弁当 (コンビニ・スーパー)	69
★	豚カツ弁当 (宅配弁当)	67
◎	肉じゃが	31
★	肉じゃが	65
◎	肉シューマイ	44
★	肉団子	63
◎	肉野菜いため定食	43
◎	肉南蛮うどん	27
◎	煮込みハンバーグ	36
◎	にらまんじゅう	45
★	ハムカツ	74

カテゴリー	料理名	ページ
◎	春巻き	45
★	ハンバーグ	63
◎	ハンバーグステーキ定食	34
◎	ハンバーグ デミグラスソース	36
★	ハンバーグ弁当	69
◎	棒棒鶏 (バンバンジー)	45
◎	ビーフカレー	38
◎	ビーフシチュー定食	35
◎	一口カツ (もも)	22
◎	ヒレカツ	22
◎	ヒレステーキ	37
★	豚角煮 (おでん)	76
★	フライドチキン	75
◎	プルコギ	49
◎	回鍋肉定食	43
◎	ポークカレー	38
◎	ポークソテー定食	34
◎	ミートソーススパゲティ	41
◎	ミックスフライ (エビ、カキ、豚もも肉)	23
◎	メンチカツ	25
★	メンチカツ (コンビニ・スーパー)	75
★	メンチカツ (惣菜・デリ)	62
★	メンチカツサンド	79
◎	メンチカツ定食	35
◎	焼きギョーザ	44
★	焼きギョーザ	74
◎	焼きとり (皮・たれ)	31

カテゴリー	料理名	ページ
◎	焼きとり (正肉・塩)	30
◎	焼きとり (正肉・たれ)	31
◎	焼きとり (つくね・たれ)	31
◎	焼きとり (ねぎま・たれ)	30
◎	焼きとり (レバー・たれ)	30
◎	リブステーキ	37
◎	レバにらいため定食	42
◎	ロースカツ	22
◎	ローストビーフ	37
◎	ロールキャベツ	37
◎	和風ハンバーグ (おろし)	36

市販品

カテゴリー	料理名	ページ
◆	お肉たっぷり ジューシーメンチカツ ニチレイフーズ	85
◆	お弁当にGood！® 衣がサクサク牛肉コロッケ ニチレイフーズ	85
◆	お弁当にGood！® ミニハンバーグ ニチレイフーズ	84
◎	オリジナルチキン ケンタッキー	54
◎	カーネルクリスピー ケンタッキー	54
◆	完熟トマトのハヤシライスソース ハウス食品	86
◆	ギョーザ 味の素	84
◆	国産若鶏の塩から揚げ6個 テーブルマーク	84
◆	ごろんと肉厚ハンバーグ 味の素	85
◆	讃岐麺一番 肉うどん テーブルマーク	91

INDEX

カテゴリー	料理名	ページ
◎	チーズバーガー　マクドナルド	52
◎	チキンフィレサンド　ケンタッキー	53
◎	チキンマックナゲット 5 ピース バーベキューソース　マクドナルド	54
◆	ディナーカレーレトルト 辛口　エスビー食品	86
◆	ディナーカレーレトルト 中辛　エスビー食品	86
◆	ディナーカレーレトルト マイルドリッチ 甘口　エスビー食品	86
◎	テリヤキチキンバーガー　モスバーガー	52
◎	てりやきマックバーガー　マクドナルド	53
◆	DONBURI 亭〈牛丼〉　江崎グリコ	86
◆	のりっこチキン　テーブルマーク	84
◆	ぱすた屋 ミートソース　ハウス食品	86
◎	ハンバーガー　マクドナルド	52
◎	ビッグマック　マクドナルド	53
◎	ベーコンレタスバーガー　マクドナルド	53
◎	モスバーガー　モスバーガー	52
◆	やわらか若鶏から揚げ　味の素	85
◎	ロースカツバーガー　モスバーガー	53
◎	和風チキンカツサンド　ケンタッキー	53

【飲み物】

アルコール飲料

カテゴリー	料理名	ページ
◆	アサヒオフ　アサヒビール	92
◆	アサヒ スーパードライ　アサヒビール	92
◆	アサヒ Slat グレープフルーツサワー　アサヒビール	92
◆	ヱビスビール　サッポロビール	92
◆	ヱビス プレミアムブラック　サッポロビール	92
◆	カクテルカロリ。〈カシスオレンジ〉　サントリー	93
◆	カロリ。〈グレープフルーツ〉　サントリー	93
◆	キリン 一番搾り 生ビール　キリンビール	92
◆	キリンチューハイ 氷結® シチリア産レモン　キリンビール	93
◆	キリン のどごし〈生〉　キリンビール	92
◆	キリン本搾り グレープフルーツ　キリンビール	93
◆	キリンラガービール　キリンビール	92
◆	金麦　サントリー	92
◆	クリアアサヒ　アサヒビール	92
◆	淡麗グリーンラベル　キリンビール	92
◆	ほろよい〈白いサワー〉　サントリー	93
◆	サッポロ 麦とホップ The gold　サッポロビール	92

コーヒー・紅茶・ココア

カテゴリー	料理名	ページ
◆	カフェオーレ　江崎グリコ	94
◎	カフェオレ	56
◆	キリン 午後の紅茶 ストレートティー　キリンビバレッジ	95
◆	キリン 午後の紅茶 ミルクティー　キリンビバレッジ	95
◆	キリン 午後の紅茶 レモンティー　キリンビバレッジ	95
◆	キリンファイア エクストリームブレンド　キリンビバレッジ	94
◆	キリンファイア 挽きたて微糖　キリンビバレッジ	94
◆	小岩井 ミルクとコーヒー　キリンビバレッジ	94
◎	コーヒー	56
◆	スターバックス® エスプレッソ　サントリー	94
◆	スターバックス® カフェラテ　サントリー	95
◆	TULLY'S COFFEE BARISTA'S BLACK　伊藤園	94
◆	TULLY'S COFFEE BARISTA'S LATTE　伊藤園	94
◆	チチヤス ちょっとすっきり ミルクコーヒー　伊藤園	94
◆	TEA'sTEA NEW AUTHENTIC アップルティー with ルイボス　伊藤園	95
◆	FARM LATTE カフェラテ ビター　雪印メグミルク	94
◆	プレミアムボス　サントリー	94
◆	ボス 無糖ブラック　サントリー	94
◆	マウントレーニア カフェラッテ　森永乳業	95
◆	マウントレーニア カフェラッテ エスプレッソ　森永乳業	94
◎	ミルクココア	56
◆	ミルクココアドリンク缶　森永製菓	95

INDEX

カテゴリー	料理名	ページ
◎	ミルクティー	56
◆	リプトン リモーネ サントリー	95

ソフトドリンク・ジュース類

カテゴリー	料理名	ページ
◆	ウィルキンソン ジンジャーエール アサヒ飲料	96
◆	カゴメトマトジュース 食塩無添加 カゴメ	96
◆	キリン 世界の kitchen から ソルティライチ キリンビバレッジ	96
◆	キリンレモン キリンビバレッジ	96
◆	GREEN DA・KA・RA サントリー	96
◆	小岩井 純水みかん キリンビバレッジ	96
◆	小岩井 純水りんご キリンビバレッジ	96
◆	C．C．レモン サントリー	96
◆	ペプシストロング 5.0 GV サントリー	96
◆	ポカリスエット 大塚製薬	96
◆	野菜一日これ一本 カゴメ	96
◆	野菜生活 100 オリジナル カゴメ	96

乳飲料類

カテゴリー	料理名	ページ
◆	青汁＆のむヨーグルト メイトー	97
◆	いちごオ・レ 雪印メグミルク	97
◆	おいしく果実 いちご のむヨーグルト オハヨー乳業	97
◆	おいしく果実 ブルーベリー のむヨーグルト オハヨー乳業	97
◆	カルピスウォーター アサヒ飲料	97

カテゴリー	料理名	ページ
◆	ぐんぐんグルト アサヒ飲料	97
◆	BifiX おいしいビフィズス菌 ドリンクタイプ 江崎グリコ	97
◆	Fine Fruits ベリー＆アサイー オハヨー乳業	97
◆	毎日骨太 1日分のカルシウム のむヨーグルト 雪印メグミルク	97
◆	明治ブルガリア のむヨーグルト LB81 プレーン 明治	97
◆	明治プロビオヨーグルト LG 21 ドリンクタイプ 明治	97
◆	森永マミー 森永乳業	97

ノンアルコールビール

カテゴリー	料理名	ページ
◆	オールフリー サントリー	93
◆	サッポロ プレミアム アルコールフリー サッポロビール	93
◆	パーフェクトフリー キリンビール	93

【パン料理】

菓子パン

カテゴリー	料理名	ページ
★	クリームパン	80
★	コーヒーデニッシュ	80
★	チーズ蒸しパン	80
★	チョコブレッド	80
★	つぶあん＆マーガリンパン	80
★	つぶあんパン	80

カテゴリー	料理名	ページ
★	フレンチトースト	80
★	メロンパン	80

サンドイッチ

カテゴリー	料理名	ページ
★	カツサンドイッチ	79
◎	クロワッサンサンド	55
◎	サンドイッチ	55
★	卵サンドイッチ	78
★	チキンサンドイッチ	79
★	ツナサンド	79
★	ハムチーズサンドイッチ	78
◎	ハム野菜サンド	55
★	ポテトサンドイッチ	78
◎	マフィンサンド	55
★	ミックスサンドイッチ	79
★	メンチカツサンド	79

惣菜パン

カテゴリー	料理名	ページ
★	揚げソーセージパン	79
★	カレーパン	79
◎	クロックムッシュ	55
★	コーンマヨネーズパン	79
★	ドッグ入りパン	78
★	ピザパン	78
★	焼きそばパン	78

INDEX

カテゴリー	料理名	ページ
	ハンバーガー	
◎	海老カツバーガー モスバーガー	53
◎	チーズバーガー マクドナルド	52
◎	チキンフィレサンド ケンタッキー	53
◎	テリヤキチキンバーガー モスバーガー	52
◎	てりやきマックバーガー マクドナルド	53
◎	ハンバーガー マクドナルド	52
◎	ビッグマック マクドナルド	53
◎	フィッシュバーガー モスバーガー	53
◎	ベーコンレタスバーガー マクドナルド	53
◎	ホットドッグ モスバーガー	52
◎	モスバーガー モスバーガー	52
◎	ロースカツバーガー モスバーガー	53
◎	和風チキンカツサンド ケンタッキー	53

【ピザ・グラタン・ドリア】

カテゴリー	料理名	ページ
◎	エビグラタン	41
★	エビグラタン	71
★	グラタン	63
★	サラミ(ピザ)	66
★	シーフード(ピザ)	66
★	照り焼きチキン(ピザ)	66
◎	ドリア	33
★	マルゲリータ(ピザ)	66
◎	ラザニア	41

カテゴリー	料理名	ページ
	市販品	
◆	カップに入ったエビのグラタン 味の素	84
◆	銀座カリードリア 明治	91
◆	こんがりと焼いたえびグラタン 2個入 マルハニチロ(アクリ)	85
◆	ミックスピザ 3枚入 マルハニチロ(アクリ)	90
◆	明治 レンジ ピッツア&ピッツア 明治	91

【ファストフード】

カテゴリー	料理名	ページ
	ハンバーガー	
◎	海老カツバーガー モスバーガー	53
◎	チーズバーガー マクドナルド	52
◎	チキンフィレサンド ケンタッキー	53
◎	テリヤキチキンバーガー モスバーガー	52
◎	てりやきマックバーガー マクドナルド	53
◎	ハンバーガー マクドナルド	52
◎	ビッグマック マクドナルド	53
◎	フィッシュバーガー モスバーガー	53
◎	ベーコンレタスバーガー マクドナルド	53
◎	ホットドッグ モスバーガー	52
◎	モスバーガー モスバーガー	52
◎	モスライスバーガー 彩り野菜のきんぴら(国産野菜使用) モスバーガー	52
◎	ロースカツバーガー モスバーガー	53
◎	和風チキンカツサンド ケンタッキー	53

カテゴリー	料理名	ページ
	サイドメニュー	
◎	オリジナルチキン ケンタッキー	54
◎	カーネルクリスピー ケンタッキー	54
◎	コールスロー ケンタッキー	54
◎	コーンサラダ ケンタッキー	54
◎	チキンマックナゲット 5ピース バーベキューソース マクドナルド	54
◎	マックフライポテト(M) マクドナルド	54
◎	ホットアップルパイ マクドナルド	54

【弁当】

カテゴリー	料理名	ページ
★	エビグラタン	71
★	オムライス	68
★	親子丼	68
★	かき揚げそば	71
★	カツカレー	69
★	カツ丼	69
★	から揚げ弁当	69
★	カルボナーラスパゲティ	71
★	カレーライス	68
★	カレーライス弁当	67
★	牛カルビ弁当	69
★	牛丼	68
★	魚介とトマトのスパゲティ	71
★	ざるそば	70
★	スープスパゲティ ミネストローネ	70

カテゴリー	料理名	ページ
★	タラコとしょうゆバタースパゲティ	71
★	タンメン	70
★	中華丼	68
★	中国風弁当	67
★	天丼（ミニサイズ）	68
★	とろろそば	70
★	豚カツ弁当（コンビニ・スーパー）	69
★	豚カツ弁当（宅配弁当）	67
★	豚汁うどん	70
★	ナポリタンスパゲティ（大盛り）	71
★	ハンバーグ弁当	69
★	ビビンパ	69
★	冷やし中華（ミニサイズ）	70
★	幕の内弁当（コンビニ・スーパー）	69
★	幕の内弁当（宅配弁当）	67
★	ミートソーススパゲティ	71
★	明太子スパゲティ（大盛り）	71
★	洋風弁当	67
★	和風弁当	67

【豆・大豆・大豆製品料理】

カテゴリー	料理名	ページ
★	揚げ出し豆腐	74
◎	枝豆	30
◎	家常豆腐定食	43
◎	チゲ	49
◎	冷ややっこ	30

カテゴリー	料理名	ページ
★	麻婆豆腐	62
◎	麻婆豆腐定食	42
◎	豆カレー	39

【めん料理】

アジア風

カテゴリー	料理名	ページ
◎	汁ビーフン	50
◎	チャプチェ（韓国春雨のいため物）	49
◎	フォー	50
◎	焼きビーフン	50
◎	冷めん	49

うどん

カテゴリー	料理名	ページ
◎	稲庭うどん	31
◎	おかめうどん	27
◎	カレーうどん	27
◎	きつねうどん	27
◎	皿うどん	51
◎	月見うどん	27
★	豚汁うどん	70
◎	なべ焼きうどん	27
◎	肉南蛮うどん	27

そば

カテゴリー	料理名	ページ
★	かき揚げそば	71
◎	かけそば	26

カテゴリー	料理名	ページ
◎	ざるそば	26
★	ざるそば	70
◎	山菜そば	26
◎	たぬきそば	26
◎	天ぷらそば	26
◎	とろろそば	26
★	とろろそば	70

パスタ・スパゲティ

カテゴリー	料理名	ページ
◎	アサリのスープスパゲティ	40
◎	カルボナーラスパゲティ	41
★	カルボナーラスパゲティ	71
◎	きのこスパゲティ	41
★	魚介とトマトのスパゲティ	71
★	スープスパゲティ ミネストローネ	70
◎	タラコスパゲティ	40
★	タラコとしょうゆバタースパゲティ	71
◎	トマトソーススパゲティ	40
◎	ナポリタンスパゲティ	41
★	ナポリタンスパゲティ（大盛り）	71
◎	バジリコスパゲティ	40
◎	ペスカトーレスパゲティ	41
◎	ペペロンチーノスパゲティ	40
◎	ボンゴレスパゲティ	40
◎	ミートソーススパゲティ	41
★	ミートソーススパゲティ	71
★	明太子スパゲティ（大盛り）	71

INDEX

カテゴリー	料理名	ページ
◎	和風ツナおろしスパゲティ	41

焼きめん

カテゴリー	料理名	ページ
◎	あんかけかた焼きそば	47
◎	あんかけ焼きそば	47
◎	皿うどん	51
◎	ソース焼きそば	51
◎	チャプチェ（韓国春雨のいため物）	49
◎	焼きビーフン	50

ラーメン・中華めん

カテゴリー	料理名	ページ
◎	あんかけかた焼きそば	47
◎	あんかけ焼きそば	47
◎	五目ラーメン	47
◎	塩ラーメン	46
◎	ジャージャーめん	47
◎	しょうゆラーメン	46
◎	タンメン	46
★	タンメン	70
◎	チャーシューメン	46
◎	天津めん	47
◎	とんこつラーメン	47
◎	冷やし中華（酢じょうゆ）	47
★	冷やし中華（ミニサイズ）	70
◎	みそラーメン	46
◎	もやしラーメン	47
◎	ワンタンめん	46

市販品／カップめん

カテゴリー	料理名	ページ
◆	カップヌードル　日清食品	88
◆	サッポロ一番 みそラーメンどんぶり　サンヨー食品	88
◆	日清のどん兵衛 きつねうどん［東日本］　日清食品	88
◆	日清焼そば U.F.O　日清食品	88
◆	ペヤング ソースやきそば　まるか食品	88
◆	マルちゃん 赤いきつねうどん（東向け）　東洋水産	88
◆	マルちゃん 麺づくり 鶏ガラ醤油　東洋水産	88
◆	明星 一平ちゃん 夜店の焼そば 大盛　明星食品	88
◆	明星 チャルメラ どんぶり しょうゆ　明星食品	88
◆	わかめラーメン ごま・しょうゆ　エースコック	88

市販品／袋めん

カテゴリー	料理名	ページ
◆	グリーンプレミアム0（ゼロ）醤油らーめん　サンヨー食品	89
◆	サッポロ一番 塩らーめん　サンヨー食品	89
◆	サッポロ一番 しょうゆ味　サンヨー食品	89
◆	サッポロ一番 みそラーメン　サンヨー食品	89
◆	チキンラーメン　日清食品	89
◆	（袋）ワンタンメン　エースコック	89
◆	マルちゃん正麺 カレーうどん　東洋水産	89
◆	マルちゃん正麺 醤油味　東洋水産	89
◆	明星 チャルメラ しょうゆラーメン　明星食品	89
◆	明星 中華三昧 広東風醤油拉麺　明星食品	89

市販品／冷凍食品

カテゴリー	料理名	ページ
◆	国産小麦 さぬきうどん 5食　テーブルマーク	90
◆	五目あんかけ焼そば　マルハニチロ（あけぼの）	91
◆	讃岐麺一番 肉うどん　テーブルマーク	91
◆	横浜あんかけラーメン　マルハニチロ（あけぼの）	91
◆	わが家の麺自慢 ちゃんぽん　日本水産（ニッスイ）	91

市販品／パスタソース

カテゴリー	料理名	ページ
◆	あえるパスタソース たらこ　キユーピー	86
◆	あえるパスタソース バジル　キユーピー	86
◆	ぱすた屋 カルボナーラ　ハウス食品	86
◆	ぱすた屋 ミートソース　ハウス食品	86

【野菜・芋料理】

カテゴリー	料理名	ページ
◎	枝豆	30
★	オクラのねばねばサラダ	64
◎	ガドガド（インドネシア風サラダ）	50
◎	かぼちゃコロッケ	25
★	かぼちゃ煮	65
◎	カレー風味コロッケ	24
◎	キムチ	48
◎	牛肉コロッケ	24
★	切り干し大根煮	64
★	きんぴらごぼう	64
◎	コールスロー　ケンタッキー	54

カテゴリー	料理名	ページ
★	コールスローサラダ	73
◎	コーンクリームコロッケ	25
◎	コーンサラダ ケンタッキー	54
★	シーザーサラダ	66
◎	じゃこサラダ	31
★	じゃこ水菜サラダ	64
★	白あえ	64
★	スモークサーモンマリネ	65
◆	大学いも 日本水産（ニッスイ）	85
★	大根（おでん）	77
◎	大根もち	45
★	筑前煮	65
◎	チヂミ	49
◎	チョレギサラダ	48
★	漬物3種盛り	73
◎	漬物盛り合わせ	30
★	ツナコーンサラダ	73
◎	生春巻き	50
★	生春巻き	65
◎	ナムル	49
◎	肉じゃが	31
★	肉じゃが	65
◎	肉野菜いため定食	43
★	煮物盛り合わせ	73
◎	にらまんじゅう	45
★	八宝菜	62
◎	ハム野菜サンド	55

カテゴリー	料理名	ページ
★	春雨サラダ	64
◎	春巻き	45
★	ひじき煮	65
★	フライドポテト（ケチャップつき）	74
★	フレッシュ野菜サラダ	73
★	ほうれん草のごまあえ	73
◎	ポテトコロッケ	24
★	ポテトサラダ	65
★	ポテトフライ（皮つき）	66
★	ポテトサンドイッチ	78
◎	麻婆なす定食	43
◎	マックフライポテト（M） マクドナルド	54
★	蒸し鶏のサラダ	64
★	明太子ポテトサラダ	73
◎	もやしラーメン	47
◎	野菜カレー	38
◎	野菜コロッケ	24
★	ロールキャベツ（おでん）	76

外食・コンビニ・惣菜の
カロリーガイド

2017年 2月25日　初版第1刷発行
2025年 7月 5日　初版第6刷発行

監修 ■ 香川明夫
料理・データ作成 ■ 竹内冨貴子（カロニック・ダイエット・スタジオ）
料理作成 ■ 今井久美子
デザイン ■ 横田洋子
イラスト ■ 木本直子
撮影 ■ 相木 博
　　　岩本 朗／川上隆二／国井美奈子
校正 ■ 滄流社
撮影協力 ■ 炭火焼肉阿里郎

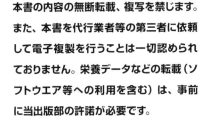

本書の内容の無断転載、複写を禁じます。また、本書を代行業者等の第三者に依頼して電子複製を行うことは一切認められておりません。栄養データなどの転載（ソフトウエア等への利用を含む）は、事前に当出版部の許諾が必要です。

【許諾についての連絡先】
女子栄養大学出版部
☎ 03-3918-5411（代）

発行者 ■ 香川明夫
発行所 ■ 女子栄養大学出版部
　　　〒170-8481　東京都豊島区駒込 3-24-3
　　　電話　03-3918-5411（販売）
　　　　　　03-3918-5301（編集）
　　　ホームページ　https://eiyo21.com/
振替 ■ 00160-3-84647
印刷所 ■ シナノ印刷株式会社

乱丁本・落丁本はお取り替えいたします。
ISBN978-4-7895-0627-4
©Kagawa Education Institute of Nutrition 2017,Printed in Japan